FÊTES

DU

CENT-CINQUANTENAIRE

DE

L'ÉCOLE NATIONALE VÉTÉRINAIRE

FÊTES

DU

CENT-CINQUANTENAIRE

DE

L'ÉCOLE NATIONALE VÉTÉRINAIRE

DE LYON

26-27 Octobre 1912

LYON
IMPRIMERIE A. REY
4, RUE GENTIL, 4

1913

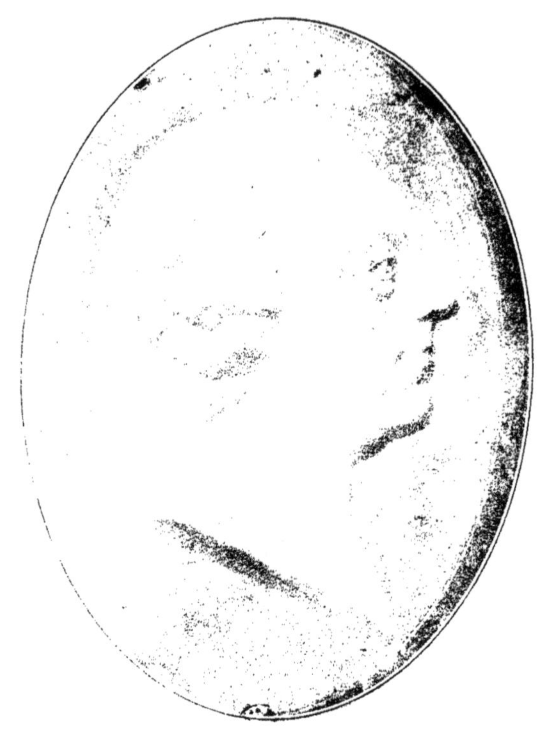

CL. BOURGELAT

1712-1779

D'après une terre cuite de l'époque

COMPTE RENDU

DES

FÊTES DU CENT-CINQUANTENAIRE

DE

L'ÉCOLE NATIONALE VÉTÉRINAIRE

DE LYON

Les fêtes du Cent-Cinquantenaire ont eu lieu à la date fixée, les 26 et 27 octobre.

Dès la veille, la Commission permanente des Congrès internationaux de Médecine vétérinaire a tenu ses séances en vue de la préparation du Congrès de Londres.

Ses membres ont été reçus dans la salle du Conseil par le Directeur et les membres du Corps enseignant.

M. LYDTIN, président, a remis au Directeur un cadre renfermant un groupe et les photographies des membres de la Commission.

M. le Directeur remercie en ces termes :

Monsieur le Président,

J'ai l'honneur de vous accuser réception du magnifique cadre renfermant les photographies de MM. les Membres de la Commission permanente des Congrès internationaux de médecine vétérinaire.

Au nom de l'École de Lyon, je vous prie d'agréer nos remerciements les plus chaleureux et les plus sincères pour la haute marque de sympathie dont notre École est ainsi favorisée.

Nous acceptons ce superbe cadeau comme un hommage précieux à notre fondateur Bourgelat et à tous ceux qui, depuis cent cinquante ans, ont été dans l'École lyonnaise les représentants autorisés de la science et de l'Enseignement vétérinaire.

En constituant ce tableau avec les portraits des hommes distingués qui forment le Comité permanent, vous avez donné, à l'hommage à notre École, une forme délicate et un caractère touchant auxquels nous sommes très sensibles.

Ce n'est pas sans émotion que nous avons reconnu l'image vénérée de notre illustre directeur Arloing.

En acceptant ce don à l'occasion du cent cinquantième anniversaire de la fondation de l'École de Lyon, nous vous assurons de notre profonde reconnaissance et de la haute estime que nous professons tous pour les membres de la Commission permanente, représentants librement élus et admirablements choisis des vétérinaires du monde entier.

JOURNÉE DU SAMEDI 26 OCTOBRE

SÉANCE SOLENNELLE

Les délégués officiels étrangers et français, ainsi que les autorités et les membres du Corps enseignant, se sont réunis salle du Conseil. A 2 h. 45, M. le Ministre de l'agriculture, accompagné du Préfet du Rhône et de M. Herriot, sénateur, maire de Lyon, arrive à l'Ecole, où il est reçu par le Directeur.

A 3 heures, le cortège officiel se dirige vers la cour d'honneur et le Ministre fait son entrée dans le grand amphithéâtre, au son de la *Marseillaise*, jouée par une musique militaire.

La salle du grand amphithéâtre était entièrement garnie par les invités, en particulier les Vétérinaires français, venus de soixante-six départements différents ; six cent soixante-dix personnes étaient présentes.

Le Ministre, ayant à sa droite le Préfet du Rhône et à sa gauche le Directeur de l'Ecole, était entouré par les autorités et les délégués étrangers, dont voici la liste :

MM.

Pams, ministre de l'agriculture, accompagné de MM. Reyriel, chef de cabinet, et Paganon, sous-chef de cabinet.

Rault, préfet du Rhône, accompagné de MM. Trarieux, chef de cabinet, Maestracci et Lamy-Boisroziers, secrétaires généraux.

Herriot, maire de Lyon, sénateur.

Courbebaisse, gouverneur militaire de Lyon.

Les sénateurs : Beauvisage, Cazeneuve, Ponteille, Vermorel, du département du Rhône, Darbot, de la Haute-Marne, et Viseur, du Pas-de-Calais.

MM.

Les députés : Berlie, Godart, Manus, Mariétton, Ravarin, du département du Rhône, Plissonnier, de l'Isère, et Ragally, de la Haute-Saône.

Augagneur, Aynard, Bender, Bonnevay, Colliard, Gourd et Rognon, députés, s'étaient excusés par lettre.

Roux, directeur des Services sanitaires et scientifiques et de la répression des fraudes au Ministère de l'agriculture.

Leclainche, inspecteur général, chef du Service de l'inspection des Services sanitaires vétérinaires au Ministère de l'agriculture.

Chauveau, membre de l'Institut, délégué de l'Académie des Sciences, inspecteur général honoraire des Ecoles Nationales Vétérinaires, vice-président de l'Académie de Médecine.

G. Barrier, inspecteur général des Ecoles Nationales Vétérinaires.

Henneguy, membre de l'Institut, membre de la Société Nationale d'Agriculture.

Professeur Richer, statuaire, membre de l'Institut.

Auzières, premier président de la Cour d'appel.

Loubat, procureur général.

Joubin, recteur de l'Académie de Lyon.

Hugounenq, doyen de la Faculté de Médecine.

Benjamin, membre de l'Académie de Médecine, et le professeur Railliet, délégués de la Société Centrale de Médecine Vétérinaire.

Coignet, président de la Chambre de Commerce.

Serra, doyen des Consuls de Lyon.

Bredin, descendant de Bredin, ancien directeur de l'Ecole Vétérinaire de Lyon.

Laurat, directeur de l'Ecole Nationale Vétérinaire de Toulouse.

Vallée, directeur de l'Ecole Nationale Vétérinaire d'Alfort.

Peuch, professeur honoraire de l'Ecole Vétérinaire de Lyon, membre de l'Académie de Médecine.

Barrier, vétérinaire principal de 1re classe, chef de la Section technique vétérinaire au Ministère de la guerre.

Nimier, directeur du Service de santé du XIVe corps d'armée.

Polin, directeur de l'Ecole de santé et de l'Hôpital d'instruction Desgenettes.

Rohr, vétérinaire principal, directeur du 12e ressort.

Deruelle, inspecteur principal, directeur des abattoirs de Lyon.

MM.

AUREGGIO, vétérinaire principal en retraite, membre du Comité d'organisation.

DÉLÉGUÉS ÉTRANGERS

Allemagne.

Professeur Dr EBERLEIN, recteur délégué de l'Ecole Vétérinaire de Berlin.

Professeur Dr RICHTER, délégué de l'Ecole Vétérinaire de Dresde.

Professeur Dr OLT, délégué du Collège Vétérinaire de l'Université de Giessen.

Professeur FRICK, délégué de l'Ecole Vétérinaire de Hanovre.

Professeur Dr GIESENHAGEN, délégué de l'Ecole Supérieure Vétérinaire de Munich.

LOTH, délégué comme président de la Fédération des Sociétés Vétérinaires allemandes à Cologne, et LYDTIN.

Autriche.

Karl HANKA, inspecteur vétérinaire, délégué officiel de M. le Ministre de l'agriculture d'Autriche.

Belgique.

Dr DUPUIS, directeur, délégué officiel de l'Ecole Vétérinaire de Bruxelles et de M. le Ministre de l'agriculture et des travaux publics de Belgique.

LEYNEN, inspecteur principal au Ministère de l'agriculture, délégué des Services sanitaires.

MEULEMAN, vétérinaire au 2e régiment des guides, professeur à l'Ecole de Médecine tropicale, représentant officiel du Corps Vétérinaire Militaire belge.

BREDO, vétérinaire, et délégué de la Fédération Médicale Vétérinaire de Belgique.

Danemark.

Professeur BANG, délégué de l'Ecole Royale Vétérinaire danoise de Copenhague.

Espagne.

Professeur Juan DE CASTRO Y VALERO, délégué officiel de l'Ecole Vétérinaire de Madrid.

MM.

Sabater, Dr en médecine vétérinaire, membre de l'Académie Royale de Médecine de Barcelone, chef du Service vétérinaire de Barcelone.

Grande-Bretagne.

John Mac-Fadyean, principal, délégué du Collège Royal Vétérinaire, à Londres.

Stewart, Stockman, délégué officiel du Board of Agriculture and Fisheries, de la Grande-Bretagne.

Mettam, principal, délégué du Veterinary College of Ireland, de Dublin, président du Royal College of Veterinary surgeons.

Fadyean, Stockman et Mettam, représentant également le Conseil du Royal College of Vetarinary Surgeons, de Londres.

Hollande.

Schimmel, directeur et délégué du Conseil supérieur de l'Ecole Vétérinaire de l'Etat d'Utrecht.

Ballangé, vétérinaire principal, chef du Service vétérinaire militaire à La Haye, délégué officiel du Ministre de la guerre de Hollande.

Hongrie.

Professeur Hutyra, conseiller aulique, recteur, délégué du Ministère royal hongrois de l'Autriche et délégué avec M. le professeur de Ratz, conseiller aulique, de l'Ecole Supérieure Vétérinaire de Budapest.

Italie.

Professeur Lanfranchi, directeur de la Clinique Médicale Vétérinaire de Parme, délégué officiel de l'Ecole Vétérinaire de Parme.

Professeur Perroncito, délégué de l'Ecole Supérieure Vétérinaire de Turin, et plusieurs professeurs de cette Ecole.

A. Costa, colonel vétérinaire, inspecteur chef de service vétérinaire de l'armée italienne, délégué du Ministre de la guerre.

Norvège.

Malm, directeur de l'Administration Vétérinaire Civile de Norvège.

MM.

Portugal.

Professeur NOGUEIRA, délégué de l'Ecole de Médecine vétérinaire de Lisbonne.

Carlos DE FONTÈS PEREIRA DE MELLO, délégué du Ministre de la guerre portugais, pour représenter les vétérinaires militaires portugais.

Russie.

Professeurs Ch. HAPPICH et Jacques NÉGOTINE, délégué de l'Ecole Vétérinaire de Dorpat.

Roumanie.

P. RIEGLER, directeur de l'Ecole de Bucarest, délégué officiel du Gouvernement et délégué, avec M. le professeur GAVRILESCU, de l'Ecole Vétérinaire de Bucarest.

OCÉANU et le professeur UDRISKI, délégués officiels du Ministère de l'intérieur.

Colonel vétérinaire STAVRESCOU, vétérinaire en chef de l'armée roumaine.

Suède.

G. KJERRULF, délégué par Sa Majesté le Roi de Suède, et délégué de l'Ecole Royale Vétérinaire de Stockholm.

Suisse.

Professeur DUERST, délégué de la Faculté de Médecine de l'Université de Berne.

Dr M. BURGI, délégué du Département fédéral de l'agriculture.

Dr WALCH, professeur à l'Université de Berne.

Professeurs ZSCHOKKE et Dr O. BURGI, délégués de la Faculté de Médecine vétérinaire de l'Université de Zurich.

États-Unis.

New-York American Veterinary Collège, représenté par son fondateur doyen et professeur honoraire de l'Université. M. A. LIAUTARD, excusé.

République Argentine.

EVEN, conseiller honoraire de la Faculté de la Plata, délégué officiel de cette Faculté avec M. le professeur HUERGO.

Egypte.

PIOT-BEY, directeur du Service vétérinaire de l'Administration des domaines de l'Etat égyptien, délégué officiel de l'Ecole de Médecine vétérinaire du Caire.

MM.

Afrique du Sud.

Dr A. THEILER, représentant les Services vétérinaires des Etats du Sud-Africain.

*
* *

LYDTIN, de Baden-Baden, présidant la Commission permanente des Congrès internationaux de Médecine vétérinaire.

GARIEL, président de l'Académie de Médecine, délégué de l'Académie avec M. BARRIER, inspecteur général des Ecoles Vétérinaires.

HENNEGUY, membre de l'Institut et de l'Académie de Médecine, délégué de la Société Nationale d'Agriculture de France.

Dr LÉPINE, délégué de la Société de Biologie de Paris, Société de Pathologie comparée.

JACOULET, président ; RAILLET et BENJAMIN, délégués de la Société centrale de Médecine vétérinaire.

DECHAMBRE, professeur à Alfort, délégué de l'Association Centrale des Vétérinaires de France ; LAVEILLARD, président, excusé.

GUILLEMARD, trésorier, Drs MOREAU et MORET, délégués de la Société de Médecine vétérinaire pratique ; le professeur MOUSSIN, président, et ROSSIGNOL, secrétaire général, étaient excusés.

LUCET, président, GALLIER, BISSAUGE et MALLET, vice-présidents, délégués de la Fédération des Sociétés, Associations et Syndicats Vétérinaires de France.

CARREAU, président, BALLON, secrétaire général, et MOREL, trésorier, délégués de l'Association Française des Vétérinaires inspecteurs des viandes.

MONTSARRAT, président délégué de l'Association des Vétérinaires départementaux.

FORGEOT, président de la Société des Sciences vétérinaires de Lyon.

TROUSSIER, président, délégué de la Société de Médecine Vétérinaire de Lyon et du Sud-Est.

MOREL, ancien président, délégué de la Société de pathologie comparée.

ECOLE VÉTÉRINAIRE DE LYON

M. Alfred FAURE, *directeur.*

M. PEUCH, *professeur honoraire.*

MM. CADÉAC, LESBRE, PORCHER, BOUCHER, BALL, PANISSET, CUILLÉ, MAIGNON, *professeurs.*

M. MAROTEL, *professeur adjoint.*

MM. PORCHEREL, HERVIEUX, CUNY, ROQUET, AUGER, PÉCHEROT, *chefs de travaux.*

ÉCOLE D'ALFORT

Directeur. — M. VALLÉE.

Professeurs. — MM. DECHAMBRE, RAILLIET.

ECOLE DE TOULOUSE

Directeur. — M. LABAT.

Professeur. — MM. SANDRAIL, NEUMAN.

Etaient représentées les Sociétés Vétérinaires locales suivantes :

Société de Médecine Vétérinaire pratique de Paris.
Société de Médecine Vétérinaire de Lyon et du Sud-Est.
Société des Sciences Vétérinaires de Lyon.
Association Vétérinaire de l'Aisne.
Société Vétérinaire de l'Allier.
— des Ardennes.
— de l'Aube.
— du Calvados, de la Manche et de l'Orne.
— de la Charente-Inférieure.
— du Cher.
— de la Côte-d'Or.
— de l'Est.
— de l'Eure-et-Loir.
— de la Haute-Garonne, de l'Ariège, et du Tarn-et-Garonne.
— de la Loire.
Association des Vétérinaires du Loiret.
Société des Vétérinaires Lorrains.
Société Vétérinaire de Maine-et-Loire.
— de la Marne.
— du Nord.
— de l'Oise.
— de la Seine-Inférieure et de l'Eure.

Société Vétérinaire de Seine-et-Oise.
— de la Somme.
— du Tarn.
— de l'Yonne et Syndicat des Vétérinaires de la Région de Sens.

Les représentants de la Presse Vétérinaire.
Les journaux vétérinaires suivants étaient représentés :
MM. RAYMOND, *Presse Vétérinaire ;*
GUITTARD, *Progrès Vétérinaire ;*
LAQUERRIÈRE, excusé, *Répertoire de Police Sanitaire Vétérinaire ;*
MARTEL, excusé, *l'Hygiène de la Viande et du Lait ;*
EVEN, *la Semaine Vétérinaire ;*
ERAERS, *l'Echo Vétérinaire Belge.*

Et plus de trois cents vétérinaires de France :

MM. Adrian, vétérinaire principal, directeur du Service vétérinaire du VIIe corps d'armée à Besançon ; Affre, vétérinaire départemental à Limoges; Allègre, vétérinaire à Digne; Andrieu, vétérinaire à Beauvais; Anglade, vétérinaire à Courpière; Anier (père), vétérinaire à Saint-Symphorien-sur-Coise; Anier (fils), vétérinaire à Saint-Symphorien-sur-Coise; Apard, vétérinaire à Vierzon; Arland, vétérinaire à Bologne; Arlaud, vétérinaire à Digne; Arloing (F.), professeur agrégé à la Faculté de Médecine de Lyon; Aubertin, vétérinaire à Jussey ; Audebert, vétérinaire à Tours; Audibert, vétérinaire à Rives-sur-Fure; Auloge, vétérinaire à Roanne; Aureggio, vétérinaire principal en retraite à Lyon.

MM. Ballon, directeur de l'abattoir à Troyes ; Balvay, vétérinaire à Pont-de-Veyle; Barret Ch., vétérinaire à Rolampont; Bauffre, vétérinaire à Bailleul ; Bazin, vétérinaire à Condé-sur-Noireau; Bégin, vétérinaire à Apt; Béguier, vétérinaire à Chef-Boutonne; Bel, vétérinaire en 2e au 2e dragons à Lyon; Bémer, vétérinaire départemental à Lons-le-Saunier; Benjamin, membre de l'Académie de Médecine de Paris; Bérenger (Etienne), vétérinaire à Etoile ; Bergereau, inspecteur municipal à Villeurbanne; Bernard, vétérinaire à Craponne; Berthéol, vétérinaire à Ambert; Bertholey, vétérinaire à Oullins; Bissauge, vétérinaire à Orléans; Bisseux, vétérinaire à Saint-Symphorien-d'Ozon; Bitard, vétérinaire à Marcillat-d'Allier; Bizot, vétérinaire à Semur, inspecteur des abattoirs de Dijon; Blaché, vétérinaire à Albi; Blanc, vétérinaire directeur des abattoirs à Grenoble; Blanchy, vétérinaire, maire à Pont-La-Cluze; Blond, vétérinaire à Bolbec; Bonnefond, vétérinaire à Charenton-sur-Cher; Bonniaud, vétérinaire à Montbrison; Bonny, vétérinaire à Vichy; Botz, vétérinaire départemental à Poitiers; Boudeaud, vétérinaire à Bordeaux; Bouhier, vétérinaire à Pouilly-en-Auxois; Bouillon, vétérinaire municipal à Belfort; Bourgeaud, vétérinaire sanitaire à Crest; Boussard, vétérinaire départemental à Chaumont; Burgat, vétérinaire, inspecteur principal au port de Marseille; Bus, vétérinaire à Pertuis.

MM. Caillibaud, vétérinaire à Saint-Sulpice-et-Cameyrac; Caillot; Camaret, vétérinaire à Malaucène; Campan, vétérinaire à la Verpillière; Canaby, vétérinaire départemental à Tulle; Canac, vétérinaire à Réquista; Carreau, vétérinaire à l'abattoir de Dijon; Carrère, vétérinaire à Labets; Cassagne, vétérinaire à Nissan; Castel, vétérinaire à Perpignan; Caussel, vétérinaire à Pignan; Cavard, vétérinaire à Artenay; Caye, vétérinaire à Raon-l'Etape; Chabardes, vétérinaire, maire, conseiller général à Magalas; Chabrier, vétérinaire à Cavaillon; Chastel, vétérinaire à Montbrison; Chénier, vétérinaire à Chatou; Dr Chomel, vétérinaire major à Nancy; Collet, vétérinaire à Bourg; Combarel, vétérinaire à Moulins; Constant, vétérinaire à Aubenas; Coquet, vétérinaire à Toulon; Cordier, vétérinaire à Besançon; Coret, vétérinaire à Sully-sur-Loire; Couénon, vétérinaire à Sens; Couriol, vétérinaire à Privas; Courioux, vétérinaire à Pont-du-Château; Cozette, vétérinaire à Noyon; Craigues, vétérinaire à Riom; Cuillery, vétérinaire à la Roche-sur-Foron.

MM. Darbot, sénateur à Langres; Dauzon, vétérinaire à Alger-Mustapha; Debanne, vétérinaire en 1er au 7e génie, Avignon; Dejust, vétérinaire à Yvetot; Delhoste, vétérinaire à Perpignan; Denizot, vétérinaire auxiliaire au dépôt de remonte de Mâcon; Derain, vétérinaire au Creusot; Deruelle, inspecteur principal, directeur des abattoirs de Lyon; Desaintmartin, vétérinaire à Moulins; Desalle, vétérinaire à Remiremont; Déplanche, vétérinaire à Pont-de-Veyle; Didier, vétérinaire à Lyon.

MM. Ebrard, vétérinaire à la Seyne; Estrampes, vétérinaire

à Saint-Chinian ; Eyriès jeune (Gabriel), vétérinaire inspecteur à Carpentras.

MM. Faivre, vétérinaire à Lyon ; Farçat, vétérinaire inspecteur de l'abattoir, Amiens ; Faure (Gilbert), vétérinaire à Aigueperse ; Ferrand, vétérinaire à Chabeuil ; Forgeot, vétérinaire départemental à Bourg ; Fourest, vétérinaire départemental à Privas ; Fournier des Corats, vétérinaire sanitaire à Roanne.

MM. Gallier, vétérinaire à Caen ; Garet, vétérinaire à Douai ; Gaschon, vétérinaire à Sergines ; Gathelier, vétérinaire à Vicherey ; Gaudin, vétérinaire à Tarare ; Gavard, vétérinaire à Genève ; Gigault, vétérinaire à Saumur ; Ginane, vétérinaire à Saint-Ambroise ; Giraud, vétérinaire à Vichy ; Giraudet, vétérinaire en 2e au 54e d'artillerie, camp de Sathonay ; Girault, vétérinaire à Amboise ; Graugnard, vétérinaire à Nice ; Grély, vétérinaire à Voiron ; Griveaux, vétérinaire à Chalon-sur-Saône ; Grollet, 42, rue Villejust, à Paris ; Guerrin, vétérinaire à Maiche ; Guibert, vétérinaire départemental à Châlons-sur-Marne ; Guichard, vétérinaire départemental à Saint-Etienne ; Guigues, vétérinaire à Cogolin ; Guillaume, vétérinaire à Raucourt ; Guillemard, vétérinaire à Saint-Mandé ; Guillemin, vétérinaire à Clérey ; Guittard, vétérinaire à Astaffort ; Guneu, vétérinaire à Grenade ; Guyot, vétérinaire inspecteur à Pagny-sur-Moselle ; Guyot, vétérinaire à Lyon.

MM. Hauer, directeur du Service sanitaire vétérinaire à Toulon ; Haussellc, vétérinaire à Ham ; Helfer, vétérinaire à Mulhouse, directeur des abattoirs ; Helfre, vétérinaire à Saint-Galmier ; Herlin, vétérinaire à Roisel ; Hérout, vétérinaire à Rouen ; Houillon, vétérinaire à Levallois-Perret ; Houllier, vétérinaire à Cousances-aux-Forges ; Husson, vétérinaire à Dammartin-sur-Meuse ; Hyon, vétérinaire à Neufchâteau.

M. Icard (L.), vétérinaire à Marseille.

MM. Jacquin, vétérinaire à Maroilles ; Jagot-Lachaume, vétérinaire à Lyon ; Jourdan, vétérinaire départemental à Grenoble ; Jumaud, vétérinaire municipal à Saint-Raphaël.

MM. Labully, vétérinaire à Saint-Genix-sur-Guiers ; Labussière, vétérinaire à Limoges ; Lamartic, vétérinaire en 1er au 7e cuirassiers à Lyon ; Laravoire, vétérinaire à Rumilly ;

Lasserre, vétérinaire major, 23e d'artillerie à Toulouse; Launois, vétérinaire à Carignan; Laurent, vétérinaire départemental à Bar-le-Duc; Lecat, vétérinaire à Dunkerque; Leclainche, inspecteur général, chef du service de l'inspection des services sanitaires vétérinaires; Lécuyer, vétérinaire à Gonesse; Lefebvre (père), vétérinaire à Etreux; Lefebvre (fils), vétérinaire à Etreux; Legrand, vétérinaire à Saint-Germain-en-Laye; Lemarce, vétérinaire sanitaire à Saint-Jean-de-Losne; Lemercier, vétérinaire à Frichemesnil; Le Morvan, vétérinaire à Rouen; Leroux, vétérinaire à Bourgueil; Lesbre (C.), vétérinaire en 1er à Lyon; Létard, vétérinaire à Alençon; Létoublon, vétérinaire à Pontarlier; Leynen, inspecteur vétérinaire belge à Hasselt; Ligeron, vétérinaire à Alise-Sainte-Reine; Lombard, vétérinaire à Draguignan; Lorioz (H.), vétérinaire à Paris; Lucet (Adrien), membre de l'Académie de Médecine à Paris.

MM. Mahérault, vétérinaire à Mayenne; Mallet, directeur des abattoirs d'Angers; Mandereau (Dr), vétérinaire départemental à Besançon; Mantout, vétérinaire à Alger; Marchant, vétérinaire à Decize; Marin (L.), vétérinaire à Seillans; Marquet, vétérinaire à Annecy; Martelin, vétérinaire à Châtillon-sur-Chalaronne; Martin (A.), vétérinaire à Nevers; Martin (P.), vétérinaire à Tours; Mathivet, vétérinaire départemental à Guéret; Maurat, vétérinaire municipal à Bordeaux; Menu, vétérinaire à Beaune-la-Rolande; Mesnard, inspecteur général des services sanitaires à Paris; Mesnard, vétérinaire départemental à Angoulême; Mestas, vétérinaire à Rochefort-Montagne; Mestier, vétérinaire à Montargis; Mistral, vétérinaire à Toulon-sur-Mer; Moisset (R.), vétérinaire à Pontaneveaux; Monnard (H.), vétérinaire à Carouge; Monsarrat, vétérinaire départemental à Lille; Montmartin, vétérinaire en 1er au 2e dragons à Lyon; Moreau (Dr A.), vétérinaire à Paris, rue Guyton-de-Morveau; Morel (Dr Th.), vétérinaire délégué adjoint aux abattoirs de la Villette; Morel (Gustave), directeur du service sanitaire vétérinaire à Saint-Etienne; Morel (F.), vétérinaire à Viuz-en-Sallaz; Moret (J.), vétérinaire à Paris, 13, rue Michel-Chasles; Morey (Dr), vétérinaire départemental à Mâcon; Moriham, vétérinaire à la Flèche; Morot (Ch.), vétérinaire inspecteur honoraire à

Avallon; Mossé, vétérinaire à Orange; Mouilleron, vétérinaire à Charenton-le-Pont; Moulé, vétérinaire à Vitry-le-François; Moulin (Ch.), vétérinaire en 1er de territoriale, vétérinaire à Albertville; Moulin, vétérinaire à Romans; Mousson, inspecteur général des services des épizooties; Mullet, vétérinaire à Saint-Venant.

MM. Nain, directeur de l'abattoir à Mâcon; Nème, vétérinaire à Saint-Laurent-de Mure; Nicolas, vétérinaire à Marseille; Niel, vétérinaire de la ville de Draguignan; Noury, vétérinaire à Sens.

MM. Ollivier, vétérinaire à Aubagne; Ory, ancien député, vétérinaire à Feurs.

MM. Pader, vétérinaire principal à Clermont-Ferrand; Paillet (François), vétérinaire à Marseille; Parazols, vétérinaire à Narbonne; Parent, vétérinaire, le Montet; Pattus, vétérinaire à Alais; Pégon, vétérinaire à Roanne; Pellegrin, vétérinaire à Vidauban; Pernet-Solliet, vétérinaire au Grand-Bornand; Pitiot, vétérinaire départemental à Clermont-Ferrand; Policant, vétérinaire au Pont-de-Beauvoisin; Pommier, vétérinaire à Lyon; Poncet, vétérinaire à Cosne-sur-l'Œil; Poutrain, vétérinaire à Valenciennes; Prat (H.), vétérinaire à Ambert; Prat (Louis), vétérinaire à Bagnols-sur-Cèze; Py, vétérinaire à Lain.

MM. Rabieaux, inspecteur général des services sanitaires vétérinaires; Ragally, député de la Haute-Saône; Randanne, vétérinaire à Tournon; Raux, vétérinaire à Carentan; Ravier, vétérinaire à Saint-Mihiel; Raymond (V.), propriétaire à Villefranche-sur-Saône; Renaud, vétérinaire à Saint-Gelais; Révillon, vétérinaire à Lyon; Rey, vétérinaire à Lagnieu; Rigaud, vétérinaire à Bize; Ristori (de), vétérinaire inspecteur frontière à Menton; Rivière, vétérinaire, maire de l'Arbresle; Robellet, vétérinaire à Givors; Rodde, vétérinaire à Puy-Guillaume; Rohr, vétérinaire principal à Lyon; Roinat, vétérinaire à Saint-Saulge; Rolaz, vétérinaire du canton de Vaud; Roussy (E.), vétérinaire à Frétigney; Roy (Georges), vétérinaire à Saint-Leu-Taverny; Roy, vétérinaire à Gien; Rullier, vétérinaire à Aix-les-Bains.

MM. Sayn, vétérinaire à Tournon; Scoffié, vétérinaire départemental à Nice; Sénac-Pagès, vétérinaire à Bône;

Sérès, vétérinaire à l'abattoir municipal de Bordeaux; Sévilla, vétérinaire à Paris; Simian, vétérinaire à l'Arbresle; Simon (Just), vétérinaire aux Andelys; Sornicle, vétérinaire à Sully-sur-Loire; Sureau, vétérinaire à Bourges.

MM. Teppaz, vétérinaire en 2ᵉ (hors cadres); Thary, vétérinaire départemental à Belfort; Thélu, vétérinaire à Fauville; Tiriet, vétérinaire en 1ᵉʳ, 14ᵉ train équipages; Tisserant, vétérinaire à Nancy; Tonner, vétérinaire en 1ᵉʳ, 12ᵉ dragons à Pont-à-Mousson; Troupel, vétérinaire départemental à Mende; Troussel, vétérinaire à Montpellier; Troussier, vétérinaire à Villefranche-sur-Saône; Truchet, vétérinaire municipal à Agen.

MM. Vagnard, vétérinaire départemental à Annecy; Valle-Berthéaut, vétérinaire à Mantes; Vallier, vétérinaire en 1ᵉʳ, 9ᵉ hussards, Marseille; Verne, vétérinaire départemental du Rhône; Vernier, vétérinaire à Ornans; Vigel, vétérinaire à Mâcon; Vigné (Gaston), vétérinaire à Agde; Vigo, vétérinaire en 2ᵉ au 7ᵉ cuirassiers; Villetan, vétérinaire à Montluel; Vinsot, vétérinaire départemental à Chartres; Viseur, sénateur du Pas-de-Calais; Vitte, vétérinaire inspecteur, bureau des douanes à Bellegarde; Voisinet, vétérinaire en 2ᵉ au 54ᵉ d'artillerie; Vuillaume, vétérinaire à Lons-le-Saunier.

M. Zaessinger, vétérinaire à Pont-de-Chéruy.

Après l'exécution des hymnes étrangers, M. Pams, ministre de l'agriculture, prononce le discours suivant :

Discours de M. le Ministre de l'Agriculture

Messieurs,

J'ai eu à cœur d'apporter, comme Ministre de l'agriculture le salut et les remerciements du Gouvernement de la République aux vétérinaires qui, de tous les points du monde, sont accourus à Lyon, en pieux pèlerinage, à l'effet d'y commémorer, dans son berceau, la création de la première Ecole Vétérinaire par l'écuyer français Claude Bourgelat.

Il m'a été agréable aussi de donner à l'Ecole Vétérinaire de Lyon une marque non équivoque d'affectueuse sollicitude en acceptant la présidence de la belle manifestation professionnelle qu'elle a organisée.

Ne savais-je pas que, nulle part, ailleurs, je ne pourrais rendre un hommage plus apprécié à la mémoire du professeur Arloing, son très regretté directeur, qui fut, vous le savez, le promoteur de cette solennité, et aussi, je me plais à le rappeler, le brillant disciple, le savant continuateur de votre illustre et vénéré doyen, M. l'inspecteur général Chauveau dont je suis tout particulièrement heureux de saluer la verte vieillesse et la présence ici.

Ne m'était-ce pas encore une occasion exceptionnelle de proclamer devant les Corps enseignants des écoles étrangères et françaises en quelle haute estime le Gouvernement de la République tient leurs travaux et quel prix il attache aux efforts qu'ils tentent de toutes parts pour donner aux étudiants vétérinaires la solide instruction professionnelle qui les distingue et les met à hauteur de répondre aux besoins de l'agriculture et de l'hygiène modernes ?

Quelle évolution parcourue depuis un siècle et demi, Messieurs !

Certes, avant 1762, des tentatives méritoires avaient été faites, pour réunir, en de nombreux livres, des notions d'anatomie, des descriptions nosographiques, des recettes et des formules empiriques à l'aide desquelles le charlatanisme le plus grossier exploitait d'ordinaire la crédulité et l'ignorance des cultivateurs. Mais très rares étaient les données basées sur l'observation judicieuse des faits ; aucune institution, aucun corps de doctrine systématique n'essayaient de les coordonner méthodiquement pour les vulgariser.

Il n'y avait pas de médecine vétérinaire scientifique, parce que l'enseignement technique correspondant, qui a pour objet primordial de répandre des connaissances raisonnées, établies sur des informations certaines, n'existait pas et que nul n'avait eu jusqu'alors le pouvoir de le créer. Les quelques vérités de l'époque étaient submergées dans un fatras de préjugés, de pratiques superstitieuses, d'erreurs, au grand préjudice des cheptels nationaux, mal exploités, décimés par de mauvaises conditions d'hygiène, d'innombrables maladies et de terribles épizooties.

Aussi l'œuvre de Claude Bourgelat vint-elle à l'heure propice ; et comme elle répondait à un besoin réel, presque aussitôt elle se propagea dans le monde. Au regard de l'agriculture, la France a donc eu l'incontestable mérite de concevoir et d'organiser l'Enseignement vétérinaire. Bourgelat était le contemporain des d'Alembert, des Diderot, des Voltaire, des Montesquieu, des Rousseau, en un mot, des encyclopédistes qui préparèrent la Révolution. Pouvait-il échapper à leur formidable influence novatrice, laisser en friche le champ fécond offert à son génie et qu'il projetait d'exploiter pour la gloire de son pays ? Toujours est-il qu'il sut oser et que le succès vint couronner ses efforts.

Vous êtes aujourd'hui, Messieurs, les dignes fils des disciples de ce grand Français, qui s'en allèrent partout fonder de nouvelles écoles, répandre et multiplier les bienfaits de l'institution. L'*alma mater* vous accueille avec joie. Ce n'est pas seulement l'Ecole de Lyon, ce sont toutes les Ecoles françaises qui, loin d'être jalouses, se sentent au contraire très fières de votre prospérité présente et qui vous sont reconnaissantes de l'hommage que vous êtes venus rendre à la plus ancienne d'entre elles.

Bien modestes étaient tout d'abord cette Ecole de Lyon, puis, trois ans après, l'Ecole d'Alfort, qui furent, on le sait, les instruments du fondateur de l'Enseignement vétérinaire. Quand on considère avec quelles données techniques, avec quels maîtres, quels élèves, quels locaux, quel outillage Bourgelat entreprit sa tâche, on se plait à admirer la puissance de progrès qu'elle portait en soi, la foi agissante, l'énergie, le talent, l'opiniâtreté du vaillant ouvrier qui voulait, en dépit de tous les obstacles, la mener à bien. A l'heure actuelle, en dehors de l'idée géniale qui les enfanta, plus rien des méthodes, des procédés, des moyens de la première heure ne subsiste dans nos Ecoles Vétérinaires modernes. C'est qu'autour d'elles, la science a lentement accumulé ses découvertes et qu'attentives à ce qui pouvait les servir, elles ont, chacune de son côté, ardemment travaillé à leur propre perfectionnement.

En France, comme dans la plupart des autres nations, une solide instruction préalable est maintenant exigée des élèves ; trente matières distinctes forment l'objet des études dont le cycle est de quatre ans ; des maîtres nombreux soigneuse-

2

ment sélectionnés, disposent de laboratoires bien agencés, bien outillés, qui leur offrent des moyens de démonstration et de recherche satisfaisants ; l'enseignement théorique, soucieux des applications, est partout doublé d'exercices pratiques étroitement adaptés aux nécessités professionnelles.

Dans le vaste domaine de la biologie, la médecine vétérinaire apporte à la science la riche contribution de ses travaux et marche partout de pair avec la médecine humaine. Inspirées l'une et l'autre de la méthode expérimentale, elles mettent en œuvre les mêmes procédés fondamentaux, échangent leurs découvertes, s'éclairent mutuellement. Leurs savants se côtoient et collaborent dans les laboratoires, les hôpitaux, les académies, les Sociétés, les Congrès, les Conseils des Gouvernements ; ils s'invitent réciproquement à leurs solennités corporatives, comme si une étroite solidarité les liait, et si tout ce que les uns produisent de beau, de grand, d'utile enrichissait le patrimoine des autres, tant leur champ d'action est proche, bien que leur objet diffère, tant leur but est analogue et parfois identique.

Pourquoi n'existe-t-il partout un *doctorat en médecine vétérinaire*, puisque aussi bien médecins et vétérinaires tendent à se mêler de plus en plus sans pouvoir jamais se concurrencer, tandis qu'ils ont à combattre le même ennemi : l'empirisme ? Je veux espérer que la vieille et libérale Université de France, dont de si éminents représentants ont bien voulu nous faire cortège aujourd'hui, ne contestera pas aux vétérinaires — sous prétexte qu'ils ont quitté son giron après le baccalauréat — le droit d'adjoindre à leur titre actuel celui de *docteur*. En tout cas, je tiens à féliciter hautement les Gouvernements étrangers qui ont pu réaliser déjà cette légitime réforme.

Dans chaque nation, Messieurs, le Département de l'agriculture est particulièrement intéressé à favoriser l'évolution de l'enseignement vétérinaire, en raison de la répercussion que les sacrifices consentis ont toujours eue sur la prospérité générale. Améliorer en nombre et en qualité la production des animaux domestiques, les conserver à leur destination économique, les soustraire aux maladies contagieuses qui les menacent, telle est la tâche de la médecine vétérinaire au milieu de nos populations rurales. Un des vôtres, Messieurs, le professeur André Sanson, a judicieusement proclamé que le vétérinaire devait devenir de plus en plus le « missionnaire du progrès agricole ». Or, rien n'est plus exact dans le domaine de l'hygiène, de la zootechnie, de la médecine, de la police sanitaire, du contrôle sanitaire des denrées alimentaires d'origine animale; mon Administration est en mesure de le constater tous les jours. L'élevage, l'armée, les Administrations publiques, la science, ont besoin de vos services techniques, de vos recherches, de vos découvertes, de votre compétence éclairée sur tous les sujets qu'embrasse votre spécialisation.

Aussi, n'ai-je pas été surpris d'apprendre qu'avant les médecins, les vétérinaires avaient constitué une organisation internationale destinée à canaliser en quelque sorte vers les Gouvernements, pour y être l'objet d'études particulières, sinon de réalisations immédiates, les *desiderata* communs de leur profession, les principes de prophylaxie sanitaire les plus efficaces à opposer à la propagation des épizooties, et, en général, toutes résolutions prises dans leurs Congrès, propres à faire ressortir la valeur des services que l'autorité peut escompter de leur collaboration.

Composée d'hommes de savoir et d'expérience, élus par leurs confrères, dans tous les pays, la *Commission permanente des Congrès internationaux de Médecine vétérinaire* devient un organisme des plus précieux, non seulement pour préparer et réglementer ces Congrès, mais encore pour seconder les Gouvernements dans la mise en œuvre de l'action internationale, qui exige des professionnels disciplinés et éclairés.

La corporation vétérinaire, tablant sur les brillants résultats de son passé, peut donc envisager l'avenir avec confiance. Sans elle, on ne saurait rien entreprendre de prospère avec les animaux domestiques, ces facteurs si précieux de la richesse agricole. Peut-on oublier ses magnifiques travaux sur le charbon, la rage, la péripneumonie, la morve, le farcin, le rouget, les affections parasitaires.... , aujourd'hui vaincues, mais qui, durant des siècles — et hier encore — étaient considérées comme d'inéluctables fatalités?

Messieurs, j'en ai fini. Je vous remercie au nom du Gouvernement de la République d'être venus en si grand nombre, et, de toutes parts, rendre un solennel hommage à la France créatrice de l'Enseignement vétérinaire. C'est la science que les successeurs de Bourgelat ont reçue dans nos Ecoles qui les a émancipés ; sur tous les points du globe, ce sont ces mêmes Ecoles encore qui feront grandir votre corporation dans la reconnaissance du monde agricole et des pouvoirs publics. Je suis tout particulièrement fier de les féliciter de l'œuvre si hautement utilitaire qu'elles ont accomplie et de souhaiter de longs et glorieux lendemains à leur prospérité présente.

Ce discours, écouté religieusement, soulève des applaudissements chaleureux et unanimes.

La parole est donnée au représentant de l'Allemagne.

M. le professeur Dr Eberlein, directeur délégué de l'Ecole Vétérinaire de Berlin, prononce son allocution en allemand.

Monsieur le Ministre,
Messieurs,

Un siècle et demi s'est écoulé depuis l'époque où l'Ecole Nationale Vétérinaire de Lyon, après de modestes débuts, s'est élevée jusqu'à sa prospérité actutlle.

De tous côtés retentissent en ce jour, à son adresse, des vœux de bonheur offerts d'enthousiasme.

Les Ecoles allemandes, l'Ecole supérieure Vétérinaire de Berlin, elle aussi, appportent en ce jour de gloire, dans une sincère admiration, ses vœux de bonheur et ses hommages à celle qui resplendit de félicité.

C'est avec une fierté légitime et une juste satisfaction que celle qui en ce jour est comblée de bonheur peut jeter un regard en arrière en tant qu'étant le plus ancien de nos établissements vétérinaires d'enseignement.

Elle peut jeter ses regards sur cent cinquante ans d'existence, sur des périodes riches en difficultés et sur les successions d'événements perturbateurs, mais par contre sa longue vie est riche aussi en travaux florissants, en reconnaissance bien méritée et en résultats brillants.

Comme siège d'une puissante activité enseignante et comme

lieu de recherches fondamentales, l'Ecole Vétérinaire de Lyon s'est acquis, grâce à tous les éminents et distingués représentants de son corps enseignant, bien au delà des frontières de son pays, une gloire bien méritée.

Elle ne s'est jamais lassée dans le labeur consacrée au travail moral et élevé pour cultiver la science pour elle-même comme notre plus noble but, comme notre idéal suprême, pour mettre les acquisitions de la science au service de la prospérité du peuple et pour conduire la jeunesse à offrir son savoir et ses connaissance pour le triomphe de la patrie.

C'est pourquoi elle est en possession de conditions favorables pour une activité plus prolongée et pleine de prospérité.

Puisse l'établissement très vénéré de notre sœur se maintenir dans son effort persévérant et dans sa force créatrice (initiative heureuse) sereine et toujours pleine de puissance. Puissent des fruits nombreux et excellents récompenser son labeur ! Qu'elle soit toujours florissante ! Qu'elle s'accroisse et prospère pour le bien et la gloire de la chère science qui nous unit, pour le bonheur de la profession vétérinaire.

La parole est donnée à M. le professeur Dupuis, directeur de l'Ecole Vétérinaire de Bruxelles et délégué de M. le Ministre de l'Agriculture et des Travaux publics de Belgique.

Discours de M. le Dr Dupuis

Directeur de l'Ecole de Cureghem.

Monsieur le Ministre,
Mesdames,
Messieurs,

Délégué par mon Gouvernement pour représenter la Belgique aux fêtes du Cent cinquantenaire que nous commémorons ce jour, je remercie nos Collègues de Lyon et particulièrement leur savant Directeur, M. le professeur Faure, de l'aimable invitation qu'ils ont adressée au corps enseignant de l'Ecole Vétérinaire de Cureghem-Bruxelles à participer à leurs belles festivités.

Nous n'avons pas à redire les mérites de l'œuvre de l'illustre Bourgelat.

Nos Collègues de Lyon peuvent être jaloux du passé; si leur Ecole fut le berceau de l'enseignement vétérinaire, ils ont le droit aussi d'être fiers de la renommée mondiale que lui a value la lignée ininterrompue des grands maîtres, tels les Chauveau, les Arloing, les Cornevin, les Galtier et tous autres qui présidèrent à ses destinées.

Je me fais l'interprète de mes Collègues de Cureghem pour adresser de cordiales félicitations au corps enseignant de l'Ecole de Lyon, qui a marché dans la voie du progrès que lui ont tracée ses prédécesseurs et lui exprimer notre assurance que, par leurs labeurs scientifiques, ils continueront à faire briller leur Ecole comme un des phares les plus lumineux de la science vétérinaire.

Messieurs, au nom de l'Ecole de Cureghem, j'ai l'honneur de remettre cette adresse à nos Collègues de Lyon; ils voudront bien l'accepter comme gage de notre sympathie confraternelle.

Le représentant de la Bulgarie, M. MAJDRAKOFF, s'exprime en ces termes :

Monsieur le Ministre,
Messieurs,

Vous comprendrez facilement mon émotion, Monsieur le Ministre, et le trouble que j'ai à prendre la parole devant cette honorable société.

Les circonstances tragiques que traverse mon pays actuellement n'ont pas permis que les Facultés Vétérinaires soient représentées aussi dignement que les Facultés des autres pays. C'est donc à moi qu'échoit la tâche de les représenter. Cette tâche tout en étant flatteuse m'embarrasse, et je crois ne pouvoir la remplir dignement. Je vais néanmoins essayer de le faire. Il est dit quelque part, dans vos admirables classiques, qu'il n'est pas de paroles plus douces et en même temps plus faciles que celles qu'on dit pour exprimer sa reconnaissance ou son amitié. Oui, j'éprouve ce sentiment et il m'est très facile en même temps que très agréable de venir vous apporter l'hommage de mon pays et vous dire la grande reconnaissance que les Bulgares ont pour la France. J'ai également à vous dire l'affection de tous les vétérinaires bulgares et surtout des vétérinaires qui ont eu, comme moi, l'honneur de faire leurs études sur les bancs de cette vieille Ecole. *(Vifs applaudissements.)*

Messieurs, dans mon pays, en Bulgarie, tout ce qui se dit français, tout ce qui porte le nom français est aimé, respecté et profondément affectionné. Tous nos sentiments à l'égard de la France sont loyaux en même temps qu'affectionnés. On aime surtout la France parce que c'est elle qui, la première, a lancé les idées de liberté, d'égalité et de fraternité. *(Vifs applaudissements.)*

Quoique notre pays soit un royaume, chez nous l'esprit est franchement libéral. Actuellement, Monsieur le Ministre, sur une population de cinq millions d'habitants que compte mon pays, on compte près de cinq mille fonctionnaires, médecins, avocats ou vétérinaires qui ont fait leurs études en France, et avec un pareil passif, vous comprenez tous, Messieurs, que l'idée de la France est généreusement répandue en Bulgarie. *(Vifs applaudissements.)*

Je m'en voudrais, Messieurs, de ne pas adresser ici un pieux souvenir, un hommage affectueux à nos anciens professeurs. Je rappellerai très particulièrement la mémoire du regretté savant, du bel esprit que fut feu Arloing : universellement estimé, partout aimé, son nom est sympathique et affectionné particulièrement en Bulgarie. Je joins à sa mémoire les grands cœurs que furent Petot, Cornevin, Galtier et je joins également mes très respectueux hommages pour le grand savant universellement et mondialement estimé, le célèbre Chauveau. *(Applaudissements répétés.)*

Je m'incline également devant le savant et estimé directeur Alfred Faure, ainsi que devant les professeurs de cette Ecole qui est, comme vous le disiez si bien, Monsieur le Ministre, l'*alma mater* de toutes les Ecoles du monde. *(Applaudissements unanimes.)*

La Direction voudra bien excuser mon pays qui se trouve dans une passe patriotique, qui l'oblige d'écrire sa page la plus glorieuse de sa lutte pour la vie et pour l'existence, pour le droit au progrès et à la lumière ; je vous prie donc de l'excuser de n'avoir pas pu dans ces circonstances présentes offrir une adresse qu'hélas ! je ne porte pas.

Je vous prie de l'excuser et de le croire aussi attaché, aussi sympathiquement dévoué que reconnaissant à la France, et d'être assurés de l'estime qu'il porte à la grande République que tout le monde respecte chez nous. *(Salve d'applaudissements, ovation.)*

Le représentant du Danemark, M. Bang, prend la parole :

Monsieur le Ministre,
Messieurs,

De tous les points du monde, nous, fils de l'art vétérinaire nous accourons au berceau de notre science pour assister aux grandes fêtes de notre mère et lui présenter nos remerciements fervents et nos félicitations les plus sincères.

J'ai l'honneur de représenter une Ecole Vétérinaire qui peut se vanter d'être la seconde comme ancienneté hors de France. La première Ecole danoise a été fondée en 1773. *(Applaudissements.)*

La prospérité de mon petit pays est établie par l'agriculture et l'élevage du bétail. L'Etat danois a donc les plus fortes raisons d'adresser ses remerciements les plus vifs à la France, à ce grand pays riche d'initiative qui, parmi tant de mesures sanitaires, a donné naissance ici à la première Ecole Vétérinaire. Ces remerciements bien sincères, je vous les apporte ici. *(Vifs applaudissements.)*

La parole est donnée au représentant de l'Espagne, M. le professeur Juan de Castro y Valero, délégué officiel de l'Ecole Vétérinaire de Madrid.

Discours de M. Castro y Valero

Monsieur le Ministre,
Messieurs,

Au nom du Gouvernement de l'Espagne et de la Vétérinaire espagnole, j'ai l'honneur de vous apporter l'hommage que mérite Bourgelat pour la fondation de cette École, de ce premier établissement de l'Enseignement de la Vétérinaire que ses successeurs ont rendu si célèbre.

A l'occasion de cette séance solennelle, j'ai aussi la satisfaction de vous dire que M. le Ministre de l'Instruction publique, M. Santiago Alba, vient de réformer habilement l'Enseignement vétérinaire de mon pays, comme vous pourrez l'apprendre par le journal officiel *la Gaceta de Madrid* du 28 septembre dernier.

Vous savez bien que la Vétérinaire est une science sociale qui augmente et qui conserve le capital représenté par les animaux et qui protège la santé de l'homme.

Alors le monde et la Vétérinaire doivent à Bourgelat la gratitude et l'hommage que nous venons manifester ici.....

Gloire à Bourgelat!

Gloire à la Vétérinaire française!

Discours de M. Mac Fadyean

Représentant de la Grande-Bretagne.

Monsieur le Ministre de l'Agriculture,

Messieurs,

Parmi ceux qui sont venus ici aujourd'hui des différentes parties du monde, pour commémorer la fondation de l'Ecole Vétérinaire de Lyon, il y a cent cinquante ans, il ne peut être possible à aucun de s'associer plus cordialement à cette cérémonie que mes Collègues et moi, qui avons l'honneur, en cette mémorable occasion, de représenter la profession vétérinaire en Grande-Bretagne. Chaque pays a reçu sa part des immenses bienfaits qui se sont répandus sur l'Agriculture depuis la fondation de cette Ecole : mais nous, en Angleterre, nous avons une dette spéciale de gratitude envers la France et envers cette Ecole, car c'est surtout grâce à l'initiative d'un Français, d'un élève de l'Ecole Vétérinaire de Lyon, M. Vial, que fut fondé, en 1791, le Collège Royal Vétérinaire de Londres. Pour cette raison, la joie que nous éprouvons, en prenant part à la célébration de la fondation de cette Ecole, ne peut être comparée qu'à celle ressentie par les Français eux mêmes. Au nom de la profession vétérinaire tout entière de la Grande-Bretagne, je désire offrir nos félicitations pour le magnifique ensemble de travaux accomplis dans cette Ecole, pendant les cent cinquante années écoulées. Puisse son avenir être aussi brillant que son passé, et, dans ce but, puisse-t-elle ne manquer jamais de maîtres dignes de suivre les traces de ceux qui ont établi la réputation mondiale dont elle jouit actuellement!

La parole est au représentant de l'Egypte, M. PIOT-BEY :

Messieurs,

La dernière née des Ecoles Vétérinaires apporte par ma faible voix l'hommage de son salut le plus cordial, l'offrande de sa gratitude et de son admiration à l'aïeule vénérée et prodigieusement féconde issue du génie créateur du Lyonnais Claude Bourgelat. Honneur et gloire au Fondateur de l'Ecole Vétérinaire, longue vie et prospérité à son œuvre, si admirablement continuée par ses successeurs. *(Vifs applaudissements.)*

Le délégué de la Hollande, M. SCHIMMEL, prend la parole :

Excellence,
Messieurs,

Ce n'est ni le lieu, ni l'heure, de décrire dans tous ses détails l'immense influence que la France a toujours exercée et exerce encore sur le développement intellectuel et matériel de l'humanité. C'est un fait qu'à chaque siècle de l'Histoire on n'a pu s'empêcher de constater et que le XVIIIe siècle surtout, le siècle de Voltaire, J.-J. Rousseau, Bernardin de Saint-Pierre, Delille, Mme de Staël et de tant d'autres, a prouvé jusqu'à l'évidence. Les regards du monde entier étaient alors fixés sur la France où se préparait une révolution qui allait bouleverser de fond en comble toutes les branches des connaissances humaines. Les grandes idées modernes, trop nombreuses pour être seulement mentionnées ici, naquirent en France et y furent pour la première fois mises à exécution.

Parmi ces idées il en est une qui nous intéresse spécialement, idée dont la suite des temps a démontré l'incalculable utilité pour la santé de l'homme et des animaux, idée qui a augmenté considérablement le bien-être matériel dans le monde entier. Je veux dire la fondation dans cette ville de la première Ecole Vétérinaire. Cette idée une fois née a marché de pair avec la civilisation et partout elle a répandu ses immenses bienfaits. L'agriculture, l'élevage revinrent en faveur ; les maladies qui sévissaient alors et qui dévastaient les troupeaux disparurent, ou furent tout au moins localisées, ce qui accrut le bien-être général.

Dans un pays comme la Hollande vivant en grande partie d'agriculture et d'élevage, on apprécie à leur juste valeur les progrès de la Médecine Vétérinaire, et c'est avec une profonde et juste reconnaissance qu'aujourd'hui nous tournons nos regards vers la nation française qui a donné l'élan dans cette voie comme dans presque toutes les autres.

Je suis sûr d'interpréter fidèlement les sentiments de Son Excellence le Ministre de l'agriculture et de l'Ecole Vétérinaire de l'Etat à Utrecht, du département de la Guerre qui a délégué M. le vétérinaire principal Ballangée, de M. de Jong, de la Faculté de Médecine de Leyde, des vétérinaires militaires et civils et des agriculteurs de mon pays, en rendant aujourd'hui un hommage public aux grands hommes de France qui, il y a cent cinquante ans, ont posé les fondements scientifiques de la Médecine Vétérinaire et l'ont ensuite élevée à la hauteur qu'elle a atteinte aujourd'hui.

C'est à l'immortel Bourgelat, et à tous ces grands devanciers dont l'illustre Arloing clôture la liste. C'est à ces grands bienfaiteurs de l'humanité que j'adresse un salut d'honneur et de reconnaissance. *(Vifs applaudissements.)*

La parole est au représentant de la Hongrie, M. Hutyra :

A l'Ecole Nationale Vétérinaire de Lyon, célébrant le 150e anniversaire de sa fondation, l'Ecole Supérieure Vétérinaire de Budapest présente avec une sincère estime et une respectueuse joie ses félicitations les plus chaleureuses et les plus cordiales.

Comme toutes les Ecoles Vétérinaires du monde, notre Ecole Supérieure aussi, pénétrée d'une profonde reconnaissance, rend hommage, en ce jour jubilaire, à la mémoire vénérée de l'illustre BOURGELAT, qui, appréciant de juste façon la haute importance de l'instruction vétérinaire pour le bien-être des peuples et des pays, posa la première pierre de l'édifice international, déjà si imposant aujourd'hui, de la Médecine vétérinaire et de l'Enseignement vétérinaire.

Mais nous devons encore une pleine et sincère gratitude à tous ces hommes méritants qui, au cours des cent cinquante dernières années, ont porté par leur infatigable activité l'Ecole de Lyon à un niveau si élevé et qui ont, en même temps, par leurs immortels travaux, fait si merveilleusement progresser la Médecine vétérinaire.

Notre Ecole Supérieure qui, fondée il y a cent vingt-cinq années, fut l'une des premières à suivre l'exemple de Lyon, est unanime, avec le monde vétérinaire, à souhaiter de tout cœur que l'Ecole de Lyon, le berceau de l'Enseignement vétérinaire devant lequel nous nous inclinons tous, autant elle a été glorieuse dans le passé, autant elle soit encore glorieuse dans l'avenir !

La parole est au représentant de l'Italie, M. le professeur PERRONCITO :

Monsieur le Ministre,
Messieurs,

Je suis fier d'apporter aujourd'hui le salut et les hommages de toutes les Ecoles italiennes au digne représentant de la France, à M. le Ministre de l'Instruction publique, à tous les savants français qui sont ici présents et dont nous voyons ici le très grand, le très glorieux exemple, M. Chauveau. *(Vifs applaudissements.)*

Je suis fier de pouvoir vous rappeler que, bien que l'Italie soit divisée en plusieurs parties, quand l'Ecole Vétérinaire de Lyon a été fondée, presque tous les Etats italiens envoyaient ici, pour étudier, des élèves italiens et ils étaient choisis ordinairement parmi des médecins très distingués, des savants qui avaient déjà une vraie réputation chez nous. Ils s'en sont retournés chez nous et ils ont fondé dans tous les pays, dans toutes les provinces d'Italie, dans tous les Etats, des Ecoles qui vivent encore actuellement. Elles se sont créées au moment où l'Italie était divisée, situation qui a disparue avec le concours de l'alliance française, qui nous a permis de réaliser l'unité de notre nation. Nous n'avons pas encore constitué l'alliance parfaite des Ecoles Vétérinaires en Italie, mais j'ai néanmoins l'honneur de déclarer que je suis sûr d'être l'interprète de toutes les Ecoles Vétérinaires d'Italie en apportant ici l'hommage de toutes ces Ecoles. L'adresse qui restera sera envoyée par toutes les Ecoles italiennes unies à l'Ecole Nationale Vétérinaire de Lyon, qui a été la première Ecole Vétérinaire du monde *(Vifs applaudissements.)*

La parole est au représentant de la Norvège, M. MALM :

Monsieur le Ministre,

Monsieur le Directeur,

J'ai l'honneur, au nom du Gouvernement de Norvège, de présenter à l'Ecole Nationale Vétérinaire de Lyon, la plus ancienne Ecole du monde, à l'occasion de son jubilé, l'hommage respectueux de la profession et de la science vétérinaires de Norvège. *(Vifs applaudissements.)*

La parole est au représentant du Portugal, M. le professeur NOGUEIRA, délégué de l'Ecole de Médecine vétérinaire de Lisbonne :

Monsieur le Ministre,

Messieurs,

Ils sont si nombreux les délégués des Ecoles Vétérinaires du monde entier que je ne dois pas abuser de la parole ; aussi n'ai-je qu'un simple mot à dire pour traduire l'hommage que l'Ecole Vétérinaire de Lisbonne, la seule Ecole Vétérinaire de la République portugaise, m'a chargé de vous apporter.

Cet hommage consiste simplement en l'assurance que les professeurs de Lisbonne feront tout ce qu'ils pourront pour suivre les progrès de la science vétérinaire et accomplir ainsi la mission sociale qui nous est dévolue. Voilà le simple hommage que la modeste Ecole de Lisbonne fondée en 1830, présente à sa vénérable mère, la glorieuse Ecole Vétérinaire de Lyon, dans sa fête la plus solennelle. *(Vifs applaudissements.)*

La parole est au représentant du Japon :

M. KIJIURA lit son discours.

DISCOURS DE M. KIJIURA

Monsieur le Ministre,

Messieurs,

Au nom du monde vétérinaire du Japon, j'ai le grand honneur de prendre à mon tour la parole à cette belle cérémonie.

Lorsque, au mois d'avril dernier, M. le colonel vétérinaire Aureggio voulut bien me faire part du projet qui, grâce à vos efforts, est aujourd'hui réalisé, de créer un musée historique vétérinaire, en me priant d'inviter le corps vétérinaire du Japon à participer à la constitution de ce musée, je m'empressai de déférer à son désir et j'écrivis à ce sujet à nos trois grandes Ecoles Vétérinaires de degré supérieur : l'Ecole Vétérinaire militaire de Tokio, l'Ecole Vétérinaire faisant partie de la Faculté des Sciences agricoles de l'Université impériale de Tokio et celle faisant partie de la Faculté des Sciences agricoles de l'Université Impériale du Nord-Est.

Cette dernière, de fondation trop récente, n'a pu répondre à mon invitation, mais l'Ecole Vétérinaire militaire a envoyé pour votre Musée un album de photographies donnant une idée du développement des sciences vétérinaires dans mon pays, et la Faculté des Sciences agricoles de Tokio vous a offert un hanarchement original, d'un type très ancien, inconnu en Europe, et qui figurait spécialement aux cérémonies du premier jour de l'année.

C'est un curieux spécimen, propre à illustrer l'histoire de la science hippologique.

Ainsi, j'ai été heureux, Messieurs, de contribuer pour ma faible part à la création de votre Musée, et je suis fier de l'honneur qui m'incombe aujourd'hui de représenter à cette cérémonie du Cent-cinquantenaire de votre belle et grande Ecole, la première en date dans le monde, les éminentes personnalités vétérinaires du Japon, les directeurs de nos trois grandes Ecoles Vétérinaires qui n'ont pu, en raison de la distance, répondre à l'invitation que vous leur avez adressée, mais qui, en ce jour, communient avec vous dans une même pensée de glorification pour la science et de légitime fierté devant les étapes parcourues et les immenses progrès déjà accomplis.

En leur nom, Messieurs, permettez-moi de vous féliciter de la grande part que vous pouvez revendiquer dans ces magnifiques résultats et laissez-moi vous remercier de l'honneur que vous m'avez fait en m'invitant à cette grandiose manifestation à la gloire de la science vétérinaire et de ses fondateurs.

La parole est au représentant de la Roumanie, M. le professeur RIEGLER, directeur de l'Ecole Vétérinaire de Bucharest :

Monsieur le Ministre,
Messieurs,

Etant délégué par le Gouvernement de Roumanie pour assister à cette fête solennelle de l'Ecole de Lyon, je remplis en même temps un grand et agréable devoir. L'Ecole Vétérinaire de Roumanie, ainsi que les Services vétérinaires civils et militaires, ont été fondés par un Français, Charles Daubinat (?) et l'organisation de nos Ecoles a été faite par un élève de l'Ecole d'Alfort, M... Nos professeurs des Ecoles de Bucharest et la plupart des représentants de la science vétérinaire de Roumanie ont été les élèves directs des Ecoles Vétérinaires de France, surtout de celle de Lyon, et la plupart des plus remarquables représentants vétérinaires roumains ont traité leurs études dans les Ecoles Vétérinaires françaises.

Au nom de nos Ecoles Vétérinaires et de nos Services vétérinaires civils et militaires, j'apporte à cette occasion solennelle, au nom de tous les confrères de Roumanie, les hommages reconnaissants et nos sentiments d'admiration pour l'Ecole Nationale Vétérinaire de Lyon, en souhaitant que les Ecoles françaises soient encore dans l'avenir le flambeau de la médecine vétérinaire du monde. *(Vifs applaudissements.)*

La parole est au représentant de la Russie.

M. le professeur Ch. HAPPICH lit son adresse :

Le Conseil de l'Institut Vétérinaire de Dorpat salue l'Ecole Nationale Vétérinaire de Lyon, au jour du Cent-cinquantenaire de celle-ci.

L'Ecole Nationale Vétérinaire de Lyon peut avec orgueil revoir son passé, sûre d'avoir consciencieusement rempli son devoir. En un siècle et demi, ses célèbres professeurs ont développé une telle féconde activité scientifique et en même temps pratique qu'elle est devenue le bien non seulement de la France, mais aussi de tout le monde civilisé.

Le Conseil de l'Institut, exprimant donc ses compliments chaleureux à l'Ecole Nationale Vétérinaire de Lyon, lui souhaite de continuer à faire prospérer, non seulement la science, mais aussi la profession vétérinaire.

M. Kjerruef, délégué par Sa Majesté le Roi de Suède et l'Ecole Vétérinaire de Stockholm, s'exprime ainsi :

Se souvenant avec reconnaissance que Péter Hernguist, fondateur de la première Ecole Vétérinaire de Suède, reçut du grand précurseur français Bourgelat l'instruction pour la charge dans laquelle il devait plus tard, pendant de longues années, rendre à sa patrie les plus grands services, l'Institut Royal Vétérinaire de Stockholm a l'honneur de présenter à l'Ecole Nationale Vétérinaire de Lyon, le premier établissement d'enseignement de la Médecine vétérinaire du monde, ses félicitations aussi cordiales que sincères à l'occasion du Cent-cinquantenaire de sa fondation, dans la ferme conviction que la Mère des Ecoles Supérieures Vétérinaires continuera toujours à porter haut le drapeau de notre science et à poursuivre dignement l'œuvre fondée il y a un siècle et demi par le grand Bourgelat.

La parole est au représentant de la Suisse, M. Duerst :

Monsieur le Ministre,
Messieurs,

Les délégués officiels des Services vétérinaires de la Confédération helvétique et des deux Facultés vétérinaires de Zurich et de Berne m'ont chargé, quoique étant le plus humble, de vous adresser, au nom de tous, les vœux sincères de prospérité pour l'Ecole Nationale Vétérinaire de Lyon qui fête, en ce jour, le cent cinquantième anniversaire de sa fondation par l'illustre Bourgelat.

La République suisse a été le premier Etat étranger qui envoya des élèves à l'Ecole de Lyon. Dès l'an 1789, Berne paya sur les fonds de l'Etat des subsides pour des jeunes étudiants du pays de Vaud. Nous sommes donc liés à l'Ecole de Lyon depuis sa création par un devoir filial et nous lui exprimons une gratitude sincère et continue qui ne cesse de s'accroître en raison des importants travaux scientifiques de cet établissement et de leur utilisation pratique d'une si grande valeur pour notre élevage national.

En souvenir de ce passé glorieux, les institutions vétérinaires suisses témoignent leurs sentiments de reconnaissance et y ajoutent leurs chaleureux souhaits pour l'avenir et pour la gloire de l'Ecole Nationale Vétérinaire de Lyon. *(Vifs applaudissements.)*

Le représentant de la République Argentine, M. le Dr Even, délégué de la Faculté Vétérinaire de la Plata, s'exprime ainsi :

Monsieur le Ministre,
Monsieur le Directeur,
Messieurs,

Je viens ici prendre une place qui devait être occupée par un autre plus qualifié. Si je n'en n'éprouve pas trop de gêne, c'est que le pays, dont la représentation à cette solennité m'a été confiée, est pour moi une seconde patrie. Mais, je regrette bien vivement l'absence du doyen de la Faculté Vétérinaire de la Plata, M. le Dr Clodomir Griffin, que des raisons imprévues ont retenu dans son très lointain pays et ont privé du plaisir qu'il avait escompté d'avance de revoir la France, de serrer la main des nombreux amis qu'il y compte, de reprendre un profitable contact avec les notabilités vétérinaires de l'Europe, accourues ici, et de vous apporter le témoignage d'admiration de l'Amérique latine pour l'œuvre grandiose accomplie par la première Ecole Vétérinaire.

Le Dr Griffin vous aurait dit les analogies curieuses qu'a présentées, à ses débuts, la création de la première Ecole Vétérinaire de l'Amérique du Sud avec la première du monde, et vous aurait rappelé sa fondation par un avocat, M. Demaria, émule de Bourgelat.

Il vous aurait dit que maîtres et étudiants argentins suivent avec l'œil le plus attentif tous les travaux et tous les progrès de la médecine vétérinaire. Il vous aurait apporté lui-même, avec sa parole chaude, chaude comme le radieux soleil de son pays, le témoignage de sa piété envers notre profession et de son inébranlable dévouement.

Il vous aurait, Monsieur le Directeur et chers Maîtres lyonnais, adressé ses plus vives félicitations pour votre heureuse initiative de la célébration d'une date mémorable dans l'histoire de l'économie rurale et de l'humanité, avec ses plus chaleureux remerciements pour l'invitation à la jeune Faculté Vétérinaire argentine à prendre part à cette belle fête.

Il vous eût dit aussi l'admiration de l'Argentine pour la France, non seulement parce qu'elle a été le berceau de la médecine vétérinaire, mais encore pour l'inlassable ardeur apportée à la conquête de toutes les libertés.

Il eût, enfin, salué le Gouvernement de notre pays dans votre personne, Monsieur le Ministre, et vous eût manifesté sa gratitude pour votre bienveillante sollicitude envers la médecine vétérinaire et pour la haute protection que vous lui prodiguez.

M. Joubin, recteur de l'Université, prononce le discours suivant :

Discours de M. Joubin

Le Conseil de l'Université de Lyon, dans sa séance du 22 octobre 1912, a décidé d'offrir à l'Ecole Nationale Vétérinaire ses plus chaleureuses félicitations, l'expression de ses sentiments de cordiale confraternité et ses souhaits de prospérité à l'occasion de la cérémonie qui réunit dans son enceinte, sous la présidence d'un membre du Gouvernement, les plus hautes autorités scientifiques, ainsi que les représentants étrangers et français de toutes les Ecoles Vétérinaires, dont l'Ecole de Lyon est la doyenne vénérable.

Bourgelat, dont vous célébrez aujourd'hui le bi-centenaire, en même temps que le cent cinquantième anniversaire de la conception géniale qui l'a illustré, a droit à l'hommage de tous les corps savants. Il est, avant tout, le fondateur de la science et de l'art vétérinaires, mais ses vues étaient infiniment plus larges; il écrivait, en effet, dans son *Règlement pour les Ecoles royales vétérinaires* ces lignes, dont l'humanité doit lui être reconnaissante : « Les portes de nos Ecoles seront sans cesse ouvertes à tous ceux qui, chargés par état de veiller à la conservation des hommes, auront acquis, par le nom qu'ils se seront fait, le droit d'y venir interroger la nature, chercher les analogies et vérifier des idées dont la confirmation peut être utile à l'espèce humaine. » Il devançait ainsi d'un siècle un autre savant dont l'Université de Lyon s'honore : Claude Bernard n'affirmait-il pas, à son tour, que la science médicale est une?

La lignée scientifique de Bourgelat s'illustra des plus grands noms de la science : Girard et Gohier, Delafond et Dorfeuille, Bouley et Nocard, Chauveau, Toussaint, Arloing et combien d'autres!

Au Livre d'or de ses Ecoles est insérée une page admirable : l'histoire enregistre l'enthousiaste adhésion à la doctrine pastorienne de leurs élèves, si bien préparés à la comprendre par leur forte éducation expérimentale.

Vous êtes prêts, à juste titre, de la parole de Pasteur : « Si j'étais jeune, ou mieux, à mon âge, si j'étais plus valide, j'irais me constituer élève à l'Ecole d'Alfort. »

Mais l'Université de Lyon a des raisons spéciales d'honorer une Ecole à laquelle l'attachent de longues traditions et de glorieux souvenirs.

Les relations scientifiques entre maitres ou élèves de l'Ecole et des Facultés furent toujours étroites; nous saisissons avec plaisir l'occasion solennelle de les affirmer publiquement et de les resserrer encore.

Enfin, nous partageons fraternellement l'honneur d'avoir compté parmi nous deux illustres savants, tous deux professeurs de physiologie à l'Ecole, professeurs de médecine expérimentale et comparée à la Faculté : Chauveau, Arloing! Il semble, n'est-il pas vrai, qu'à la largeur de leur esprit on eût mesuré l'ampleur de leurs fonctions. Aucune amertume ne serait mêlée à l'allégresse de cette solennité s'il nous avait été donné de voir aujourd'hui le maître et le disciple présider ensemble à la glorification de leur chère Ecole.

Soyez assurés, du moins, que si, avec vous, nous acclamons le maître qui, d'un zèle inlassable, défendit la vérité et, selon son propre aveu « procura [ainsi] à sa vieillesse un souvenir dont on s'honore », nous gardons pour le disciple, également illustre, le même respect attendri qui, dans une pieuse pensée, vous fait associer en un jour de gloire la célébration d'une naissance et la commémoration d'un deuil à jamais déploré!

Au nom de l'Université :

Honneur, succès et prospérité à l'Ecole Nationale Vétérinaire de Lyon.

Gloire à son fondateur, à Bourgelat.

Le directeur de l'Ecole, M. Alfred Faure, prend ensuite la parole en ces termes :

Discours de M. Alfred Faure

Directeur de l'Ecole Nationale Vétérinaire de Lyon.

Monsieur le Ministre,
Messieurs,

L'Ecole de Lyon, en organisant cette cérémonie, que je puis bien maintenant, sans hésitation aucune, qualifier de solennelle, a voulu marquer deux dates : d'une part, le Cent-cinquantenaire de l'Ecole ; d'autre part, l'anniversaire de la naissance de Bourgelat. Il se trouve, en effet, que le deux-centième anniversaire de la naissance de Bourgelat coïncide exactement avec le Cent-cinquantième anniversaire de l'Ecole qu'il a fondé.

Notre but est largement atteint ! Dans cette assemblée où les cœurs battent à l'unisson, où l'on sent très bien les sentiments communs qui nous animent tous, il est superflu que celui qui a l'honneur d'être actuellement le directeur de cette Ecole insiste davantage. Il est presque inutile, après les discours précédents, de refaire l'histoire de Bourgelat et de son œuvre admirable. Cependant, je dois remplir le devoir qui m'est imposé par la haute charge que M. le Ministre a bien voulu me confier. Laissez-moi vous dire notre émotion et notre joie, comme Lyonnais, comme Français, de voir grandir sans cesse la gloire de Bourgelat à mesure que le temps s'écoule.

On a dit, et vous l'avez entendu dans le discours de M. le Ministre et dans les allocutions des représentants des nations les plus diverses, combien l'œuvre de Bourgelat a eu des conséquences scientifiques et économiques admirables, utiles pour le monde civilisé tout entier. On vous l'a dit excellemment et sous une forme telle que je ne crois pas devoir le redire. Mais il faut que l'on sache bien que l'Ecole de Lyon, justement fière d'avoir été la première Ecole fondée par Bourgelat, tient à assurer la gloire éternelle de ce grand Français.

Bourgelat, en fondant sa modeste école de la Guillotière, a fait une œuvre dont nous recueillons actuellement tous les fruits. Comme on vous l'a expliqué, l'Ecole fut d'abord organisée sur la rive gauche du Rhône, elle a disparu, les bâtiments qui la contenaient ont été démolis ces jours-ci, mais grâce à la bienveillance de M. le Maire, nous avons pu replacer une plaque commémorative qui avait été emportée par la démolition, plaque destinée à marquer pour l'avenir la fondation d'une première Ecole vétérinaire dans le monde, à Lyon, dans le quartier de la Guillotière, dans ce logis qu'on appelait : « le Logis de l'Abondance ».

Ce n'est que plus tard, Messieurs, que l'Ecole fut transférée ici. Je ne veux point dire toute son histoire. Je veux simplement montrer quelles difficultés elle eut à traverser.

Après avoir célébré Bourgelat, il serait vraiment injuste, et je manquerais à tous mes devoirs, si je ne signalais, à mon tour, ceux qui ont contribué à faire de la deuxième Ecole de l'« Observance » ce qu'elle est aujourd'hui.

Après l'abbé Rozier, agronome célèbre, le deuxième directeur, deux hommes, sous la Révolution, ont rendu à la première Ecole Vétérinaire de Lyon des services dont nous devons pieusement conserver la mémoire, et à propos desquels nous devons éprouver des sentiments de la reconnaissance la plus profonde : Louis Bredin et Hénon.

Louis Bredin fut un des premiers élèves de Bourgelat, comme le furent ces étrangers dont on parlait tout à l'heure et qui allèrent fonder au loin des Écoles semblables à celle de Lyon. Bredin, distingué par son maître, vint à Alfort lorsque Bourgelat fut chargé de fonder cette deuxième École française. Plus tard, il fut envoyé à Lyon comme directeur, accompagné d'un autre professeur, Hénon. Ces deux hommes ont, je le répète, mérité notre reconnaissance éternelle, car ce sont eux qui ont sauvé l'École de la ruine. Elle était menacée de disparaître et, lorsque les boulets, pendant le siège de Lyon, menaçaient les bâtiments et leurs habitants, Bretin n'hésita pas à emmener les élèves dans sa propriété particulière. Il les entretint à ses frais. Comme le reconnût ensuite une Commission de la Convention, il ne voulut rien réclamer lui-même pour l'indemniser de cet acte admirable qu'il avait accompli spontanément. Il fut secondé très activement par Hénon, professeur des plus distingués et d'un dévouement sans bornes.

Je suis heureux de prononcer ces deux noms ici dans cet amphithéâtre, parce que ce sont les noms de deux familles lyonnaises, bien connues à Lyon par le rôle qu'elles ont joué, soit dans la grande industrie, soit dans la science, soit dans l'administration de la cité, soit dans la politique elle-même. Je rends donc un hommage solennel à la mémoire de Bredin et d'Hénon. *(Vifs applaudissements.)*

Messieurs, l'École Vétérinaire, à la suite de son déplacement, subit des transformations successives; pendant la longue direction de Claude Bredin, fils de Louis Bredin, elle continua à vivre à travers mille difficultés, elle s'améliora petit à petit, matériellement et dans son mode d'enseignement. Vinrent ensuite des jours meilleurs, des hommes célèbres dans la science vétérinaire, comme Rainard, Lecoq, imprimèrent à leur tour à l'École de Lyon une direction de plus en plus scientifique. Grâce à un directeur éminent, Rodet, on vit ensuite se développer l'organisation des laboratoires et notre enseignement professionnel acquit cette précision, cette savante organisation qui devint la caractéristique de notre établissement.

Messieurs, je dois rendre hommage également à ceux qui

ont encore travaillé, en des temps plus rapprochés, pour le bien de l'Ecole de Lyon, et surtout je ne puis oublier le grand maître qui est là, au milieu de nous, que nous nous réjouissons toujours de revoir dans sa vieille Ecole. M. Chauveau, comme directeur, fut un de ceux qui, non seulement par ses recherches scientifiques, jeta un grand lustre sur l'Ecole de Lyon, mais qui, chaque jour, veillant sur son fonctionnement intérieur, rendit les plus éminents services en organisant de nouveaux laboratoires. Si bien qu'il y a des années on voyait déjà citer l'Ecole de Lyon comme un modèle. Particulièrement, son beau laboratoire de physiologie devint célèbre entre tous.

M. Chauveau rendra lui-même l'hommage qu'il mérite à son élève et illustre successeur Arloing, il dira sa merveilleuse activité scientifique et administrative.

Enfin, si nous pouvons nous réunir dans ce superbe édifice, nous le devons à la munificence du Gouvernement, et nous le devons aussi, car il faut rendre justice à tous, à un architecte de grand talent dont le nom mérite d'être cité dans cette circonstance. Je veux parler de Chabrol qui conçut le plan général de l'Ecole et lui donna sa forme actuelle ; il coustruisit cet admirable amphithéâtre ainsi que la délicieuse galerie qui réunit les deux ailes du bâtiment principal.

Messieurs, qu'il me soit permis de saluer à mon tour, au nom des trois Ecoles françaises, les nombreux délégués étrangers qui ont si cordialement répondu à notre appel ; ainsi que tous les vétérinaires accourus en grand nombre de tous les points de la France.

Nos collègues, je puis bien dire nos amis, les délégués officiels des nations étrangères, peuvent être assurés que les annales de notre Ecole conserveront précieusement le souvenir de leur généreuse attitude dans cette journée mémorable. Non seulement, en se joignant à nous, ils ont accompli un bel acte de solidarité, dont nous leur sommes très reconnaissants ; mais ils ont fait plus encore, car ils ont su toucher nos cœurs. Ne viennent-ils pas, en effet, en hommes de science convaincus, de célébrer, avec un réel enthousiasme, la mémoire de l'illustre Bourgelat, la fondation de l'Ecole Vétérinaire de Lyon et de glorifier la France elle-même ?

Au nom de nos trois Écoles Nationales Vétérinaires d'Alfort, de Toulouse et de Lyon, je salue M. le Ministre et le remercie d'avoir bien voulu venir ici donner à cette cérémonie un éclat inaccoutumé. Je le remercie de sa sollicitude constante pour les Ecoles et la profession vétérinaire en général, pour l'Ecole Vétérinaire de Lyon en particulier. Je suis sûr que je traduis très exactement, dans cette circonstance solennelle, les sentiments de tous mes collègues des trois Ecoles Vétérinaires françaises, en priant M. Pams de vouloir bien accepter l'expression de notre respectueuse gratitude pour les soins qu'il prend de l'avenir de notre enseignement et en lui donnant l'assurance formelle de notre loyal dévouement au Gouvernement de la République qu'il représente si noblement. *(Applaudissements unanimes et répétés.)*

La séance est levée. Il est 5 heures.

VISITE DE L'ÉCOLE

Après la cérémonie a eu lieu la visite de l'Ecole. M. le Ministre et les personnes de sa suite, M. Roux, directeur, M. le Préfet du Rhône, M. Gariel, président de l'Académie de Médecine, etc., ont parcouru les divers services, sous la conduite de M. Faure, directeur.

BANQUET OFFICIEL

A 17 heures, cent quatre-vingt-dix convives étaient réunis dans le réfectoire de l'École, décoré de plantes pour la circonstance.

A la table d'honneur, M. le Ministre de l'Agriculture présidait, ayant à ses côtés M. Faure, le Préfet du Rhône, MM. Herriot, Chauveau, Roux, Barrier, ainsi que les membres du Parlement indiqués dans les listes précédentes, les délégués étrangers et les représentants des Ecoles des grandes Sociétés scientifiques et professionnelles.

Au dessert, M. Rault, préfet du Rhône, prend le premier la parole.

Toast de M. Rault

Préfet du Rhône.

Le Préfet du Rhône a le grand honneur de vous remercier, Monsieur le Ministre de l'Agriculture, du haut témoignage d'intérêt que vous avez bien voulu donner à notre grande Ecole Nationale Vétérinaire, en venant aujourd'hui présider les fêtes de son cent cinquantenaire. En lui exprimant ainsi votre admiration pour son glorieux passé, vous lui donnez la consécration de la place prépondérante qu'elle occupe dans le monde scientifique et médical et, aussi, vous lui témoignez votre confiance qu'elle saura rester digne de sa renommée pour la continuer et pour la grandir. Son histoire, mais c'est celle de la cause vétérinaire dans la France et dans le monde ; il serait superflu de le rappeler, après les éloquents discours entendus cet après-midi ; mais qu'il me soit, du moins, permis d'adresser, à mon tour, un légitime tribut d'hommages à quelques-uns de ceux qui l'ont conduit à travers les siècles à ce degré de prospérité et d'honneur. *(Vifs applaudissements.)*

A leur tête, se place Bourgelat, le fondateur de cette Ecole le créateur de l'art vétérinaire, ce cœur généreux qui, à une époque où les hommes ne se préoccupaient guère des souffrances silencieuses des animaux, leurs auxiliaires, motivait, du temps de son Académie de Lyon, les principaux traitements pour les soigner, et son œuvre humanitaire obtint, en 1771, au moment où les épidémies de bétail désolaient les campagnes, la création de cette Ecole, la première.

Après lui, c'est l'abbé Rozier, le digne continuateur de son œuvre ; puis Louis Bredin, dont on vous parlait, cet après-midi ; puis, au XIXe siècle, ce fut toute cette série d'hommes distingués, de praticiens expérimentés, de savants réputés, dont les noms sont venus jusqu'à nous et entre lesquels se distingue Rodet, qui eut la généreuse pensée de faire élever comme un pieux souvenir, dans la cour de cette Ecole, la statue de Bourgelat, et fit adopter à l'Ecole des laboratoires perfectionnés. Et nous en appelons aux survivants de ces précurseurs, au savant glorieux que la ville de Lyon, sa cité d'adoption, entoure de sa respectueuse admiration, au maître Chauveau, que nous avons la joie profonde de saluer comme une des gloires les plus pures de notre chère Ecole. *(Vifs applaudissements)*

Il semblait qu'il n'était pas possible de l'égaler et, pourtant, après lui, M. le professeur Arloing, dont le souvenir ici est inoubliable, porta à l'apogée la réputation de notre grande Ecole par son habile direction et surtout par ses travaux de pathologie et de thérapeutique, qui resteront pour la science des monuments indestructibles. *(Vifs applaudissements.)*

Nous nous souvenons tous du cortège funèbre qui, il y a peu de temps, le suivit pour la dernière fois : un cortège digne de son talent et des services rendus.

Quelque grande que fut la perte, personne, pourtant, à Lyon, personne non plus dans le Conseil des Ministres ne fut inquiet pour le remplacer. Le Gouvernement n'avait, ici même, que l'embarras du choix et, parmi ceux qui pouvaient légitimement prétendre à sa succession, tâche si noble et si désintéressée devant la grandeur de l'œuvre à poursuivre, tous étaient résolus à s'incliner devant le choix du Ministre, qui se porta sur M. le directeur Alfred Faure. Notre confiance, Monsieur le Ministre, faite, non seulement de sympathie personnelle, mais par les services considérables qu'il a rendus aux agriculteurs de cette région, parmi lesquels sa nomination a été particulièrement accueillie, et aussi par son expérience, appuyée sur des témoignages unanimes, nous permet de lui dire qu'il n'a pas seulement succédé à M. le professeur Arloing, mais qu'il a su le remplacer ; que, sous sa direction intelligente, éclairée et paternelle, ce cortège de Professeurs, l'honneur de cet établissement, continue à travailler dans une complète communauté d'idées et de sentiments à l'œuvre commune, à assurer la grandeur et la prospérité de notre chère et grande Ecole lyonnaise. *(Applaudissements répétés.)*

En leur nom, Monsieur le Ministre, au nom des anciens élèves de cette Ecole, accourus de tous les points de la France à cette manifestation dans une pieuse pensée, au nom des

Etudiants, qui sauront se montrer dignes de leurs aînés, au nom des notabilités politiques qui nous entourent, au nom des savants, venus de tous les points de la France et de l'Europe pour applaudir à notre génie national, je vous prie de vouloir bien être auprès de M. le Président de la République, en l'honneur duquel je lève mon verre, l'interprète de notre loyalisme républicain. *(Applaudissements répétés et unanimes.)*

M. Gariel, président de l'Académie de médecine, prend ensuite la parole.

Discours de M. Gariel.

Lorsque l'Académie de Médecine a reçu l'invitation qui lui était faite de participer à ces solennités, elle n'a pas hésité un instant à se faire représenter, et personnellement j'ai été très heureux d'accepter la délégation qu'elle a bien voulu me donner.

Il y avait pour cela, Messieurs, deux raisons principales. La première, c'est que l'Académie de Médecine a une section vétérinaire et que, parmi les noms qui figurent ou ont figuré dans cette section, se trouvent des noms d'hommes renommés, d'hommes illustres, et nous devons bien à nos collègues de venir ici fêter la première Ecole Vétérinaire.

Il y avait une autre raison : l'Académie de Médecine n'est pas seulement médicale, elle s'occupe de manière générale de sciences biologiques et nous savons tous ce que les sciences biologiques doivent aux vétérinaires ; nous ne nous dissimulons pas qu'une partie des connaissances acquises dans ces sciences vient de ce que les vétérinaires nous ont appuyés. C'est pour ces raisons que, je le répète, l'Académie a été heureuse de se faire représenter ; c'est pour cette raison aussi que je bois de tout mon cœur, au nom de l'Académie, à la gloire passée comme aux gloires futures de l'Ecole Nationale Vétérinaire de Lyon. *(Vifs applaudissements.)*

M. Coignet, président de la Chambre de commerce de Lyon, prend ensuite la parole :

Toast de M. Coignet

Messieurs,

Je veux simplement apporter l'hommage et la reconnaissance de l'industrie et du commerce lyonnais pour les services que leur a rendus l'Ecole Vétérinaire de Lyon. Nous ne représentons point des intérêts agricoles, mais la prospérité du commerce est attachée indirectement à la prospérité de l'agriculture et indirectement on éprouve tous les bienfaits de cet enseignement de l'Ecole Vétérinaire.

Je voudrais de plus apporter un tribut plus personnel de reconnaissance au nom de l'industrie chimique à cette Ecole Nationale Vétérinaire de Lyon, la doyenne des Ecoles Vétérinaires comme l'ont reconnu aujourd'hui tous les fils intellectuels de cette Ecole venus de l'étranger. Il s'est trouvé qu'au commencement du XIXe siècle, quand l'industrie chimique s'est implantée dans notre ville, que c'était l'Ecole Vétérinaire qui était à peu près le seul foyer scientifique, et ce sont ses professeurs qui ont tracé les règles grâce auxquelles l'industrie a pu se développer.

En lui apportant mon tribut de reconnaissance, je lève mon verre à l'Ecole Nationale Vétérinaire de Lyon. *(Vifs applaudissements.)*

M. Lydtin prend ensuite la parole :

Discours de M. Lydtin

Monsieur le Ministre,
Monsieur le Directeur,
Messieurs les Professeurs,
Mesdames et Messieurs,

Profondément touché de l'honorable invitation qui lui a été faite de la part de la Direction et du Corps enseignant de l'École de Lyon, le Comité permanent des Congrès vétérinaires internationaux vient en témoigner sa vive gratitude de même que pour l'aimable accueil qu'il a rencontré dans cette enceinte historique. Il est fier d'avoir été convoqué à la fête jubilaire du berceau professionel où sont réunis, sous la haute présidence M. le Ministre d'agriculture de France, les délégués de la grande famille vétérinaire mondiale, avec ses amis et protecteurs, tous venus pour honorer les mânes du génial fondateur de la Vétérinaire rationnelle et de son Ecole, pour saluer sa ville natale, centre de science, d'industrie et d'hygiène publique, mais surtout pour rendre hommage à sa patrie française, la grande et inlassable semeuse du bien et du progrès.

Le Comité félicite vivement la pépinière des instituts vétérinaires, qui envoient, depuis un siècle et demi, leurs disciples en ville et à la campagne y répandre les bienfaits de leur art au grand profit de l'agriculture, du commerce, de l'alimentation et de l'hygiène publique.

Le Comité souhaite que l'Ecole tienne, à l'avenir comme par le passé, le rang supérieur qu'elle mérite par son enseignegnement et par ses travaux, grâce aux maîtres illustres qui ont su faire fructifier ses laboratoires et qui ont brillé sur ses chaires.

Puisse l'École, répondant aux vœux exprimés par les derniers Congrès internationaux, compléter son organisation et son enseignement et acquérir tous les droits académiques à l'instar de ses sœurs des États voisins!

Le Comité, comme offrande, vous apporte les portraits de ses membres, parmi lesquels vous remarquerez les traits si bienveillants de votre ancien directeur, notre vice-président inoubliable, le digne représentant de la science médicale et de notre profession.

Nous vous prions, Monsieur le Directeur et Messieurs les Professeurs, d'accepter cette offrande en souvenir du cent cinquantenaire de votre École à jamais honorable !

Pour clôturer, permettez-moi, de réciter quatre strophes d'un poème allemand qui a certain rapport à l'œuvre de Bourgelat, et que j'ai eu la témérité de traduire en français. Elles disent :

Qu'est la pratique sans la science?
Un vain effort.
Qu'est la science sans la pratique ?
Un vain trésor!

Mais réunis, la pratique et la science
Forment une merveilleuse puissance
Réveillant le jour doré
Qui répand ses rayons fortifiants sur la terre,
Comme si le Créateur encore une fois
Répétait ces paroles : « Que la lumière soit »!

Cette lumière jaillit une fois de plus de la France, des paroles si bienveillantes qu'a prononcées M. le Ministre de l'agriculture. Au nom de tous les vétérinaires étrangers présents à cette fête si bien réussie, je prends la liberté de lever mon verre en l'honneur de M. le Ministre de l'agriculture de France.

Discours de M. Bang

Directeur de l'Ecole Vétérinaire de Copenhague.

De tous les coins du monde, nous, les fils de la vétérinaire, accourons au berceau de notre science pour assister à la grande fête de notre mère et pour lui présenter nos remerciements fervents et nos félicitations les plus sincères.

Dans la grande foule des congratulations, j'ai l'honneur de représenter une Ecole Vétérinaire qui peut se vanter d'être la seconde par ancienneté hors de la France, une Ecole qui est une marcotte directe de l'Ecole mère en tant que le fondateur de l'Ecole danoise, l'éminent Dr Abildgaard fut l'élève du maître Bourgelat de 1763 à 1765 et a fondé son Ecole à Copenhague déjà en 1773.

La prospérité de mon petit pays dépend, en première ligne de l'agriculture et de l'élevage du bétail et l'Etat danois a donc la meilleure des raisons de faire ses remerciements les plus vifs à la France, à ce grand pays, riche de l'initiative, qui, parmi tant de mesures salutaires, a donné aussi naissance à la première Ecole qui établit une instruction scientifique dans la Vétérinaire.

Ces remerciements bien sincères, je vous les apporte par ces peu de mots.

Quand le maître Claude Bourgelat eut le bonheur de réaliser son idée de fonder une Ecole Vétérinaire, il créa une chose nouvelle qui a eu de grandes et très heureuses conséquences pour le monde.

Peu importante et forcément incomplète comme était son Ecole au commencement, néanmoins en la fondant il déposa dans la terre féconde un germe vigoureux qui a produit un grand arbre, chargé de fruits des plus nutritifs, dont la valeur est reconnue dans tous les pays civilisés.

Bourgelat fonda une institution visant à donner place aux *études fondamentales* sur les animaux domestiques, sains et malades, et de leur traitement.

Si nous essayons, un instant, de nous rendre compte des resultats acquis par ces études, nous aurons certainement le droit d'en être fiers et de réclamer pour le fondateur de notre science l'honneur d'être nommé *un des bienfaiteurs de l'humanité*. Combien de souffrances de nos frères inférieurs sont soulagées et combien de pertes économiques sont évitées à leurs propriétaires, quel rôle important joue, pour la prospérité des nations, l'élevage d'un bétail sain et fécond et l'éradication ou la restriction des maladies contagieuses des animaux! Et que de grands services sont rendus à l'humanité par l'étude des maladies transmissibles de l'animal à l'homme! Et, pour terminer, combien grande a été l'influence de l'étude des maladies microbiennes des animaux sur la pathologie humaine! Je me permets de rappeler ici la belle expression de votre éminent *Henri Bouley* : « A présent, le cœur de la pathologie bat dans la Vétérinaire », expression si justifiée à cette époque.

Nous autres, *représentants des Ecoles Vétérinaires étrangères*, au nom desquels j'ai l'honneur de parler à l'instant, nous avons donc la meilleure des raisons de rendre le plus respectueux et le plus reconnaissant *hommage à la mémoire de Claude Bourgelat*. S'il pouvait voir ce qu'est devenue son œuvre, il en serait heureux et fier et, en grand patriote qu'il était, il serait sans doute bien heureux de constater que ce sont encore les Ecoles françaises qui forment l'avant-garde des Ecoles Vétérinaires du monde.

Mes chers Confrères des autres nations, je vous propose de lever vos verres cordialement à la prospérité des Ecoles Vétérinaires de France. J'adresse nos vœux chaleureux à notre maître éminent et vénéré, *M. Chauveau*, et à son digne successeur, *M. Barrier*.

Toast de M. le professeur Giesenhagen
de Munich.

M. le professeur Giesenhagen parle d'abord en allemand, puis ajoute en français :

Monsieur le Directeur,
Messieurs et chers Collègues de l'Ecole de Lyon,

Permettez-moi de faire usage d'une image que j'ai prise dans la science botanique et vous donner le résumé de mes paroles.

Ce sont des fleurs que nous vous offrons en ce grand jour d'honneur. A la main droite, nous portons des roses entièrement ouvertes avec des feuilles de laurier et des immortelles. C'est l'hommage de nos sentiments de reconnaissance, de nos sentiments d'approbation et d'admiration pour l'Ecole de Lyon, qui a été le foyer, dans les siècles passés, des progrès de la science vétérinaire. Et dans la main gauche, je porte un bouquet de boutons de roses, pleins de vie et de vigueur, avec des pervenches, emblèmes de l'espoir. C'est l'hommage de nos compliments de bon augure, de nos félicitations, de nos vœux les plus sincères pour la prospérité de l'Ecole Vétérinaire de Lyon et pour le bonheur de tous ses membres dans l'avenir. *(Vifs applaudissements.)* Que l'Ecole de Lyon soit à jamais florissante! *(Applaudissements répétés.)*

Discours de M. Vallée
Directeur de l'École Vétérinaire d'Alfort.

Monsieur le Ministre,
Messieurs,

Le très grand honneur m'est réservé ce soir d'apporter à l'Ecole de Lyon le salut de ses deux sœurs de Toulouse et d'Alfort. Ce n'est certes point au privilège de l'âge que je dois l'avantage d'une intervention qui m'est infiniment agréable ! Mon collègue et maître, le professeur Labat, s'est très aimablement souvenu que j'ai eu, il y a dix longues années déjà, le plaisir d'appartenir au Corps enseignant de l'Ecole de Toulouse. En me confiant le soin d'apporter à la plus ancienne de nos Ecoles un collectif tribut d'hommages, il aura sans doute voulu témoigner des affectueuses relations qui m'unissent toujours à ses collaborateurs de la belle cité garonnaise. Je l'en remercie.

Messieurs, l'éminent et regretté professeur Arloing, l'initiateur de cette émouvante manifestation, écrivait jadis dans la préface de son intéressante étude sur la maison qui nous accueille : « La comparaison de l'Ecole de la rue de la Guillotière avec celle du quai Pierre-Scize ne peut être qu'un motif d'orgueil pour notre profession et pour la France. »

Si l'essor dans l'organisation et l'extension dans l'importance témoignent du mérite d'une institution scientifique, les idées qui y germent, celles qui y fructifient valent mieux pour sa gloire que proportions des locaux et harmonie des aménagements.

Bien modeste était le laboratoire de Claude Bernard ; bien sombres et ignorées de la masse, ces caves de la rue d'Ulm d'où jaillirent, sinon les plus géniales conceptions de Pasteur, du moins celles qui devaient rénover la médecine, permettre à la chirurgie contemporaine ses souveraines interventions et ouvrir à la médecine vétérinaire les plus larges horizons.

Bien plus que de son beau domaine, l'Ecole de Lyon doit être fière de son passé scientifique, de ses services, de sa contribution à l'éclat de notre science française. Et cela, Arloing le sentait si bien qu'il écrivit aussi : « Il suffit de jeter les yeux sur le tableau général de notre personnel enseignant pour pressentir une œuvre scientifique considérable qu'il serait important et agréable de mettre au jour. » Cette tâche, le porte-parole de Toulouse et d'Alfort aurait voulu l'entreprendre. Mais que de noms à évoquer en cette enceinte! Saint-Cyr, Toussaint, Cornevin, Galtier, Arloing, parmi les disparus ; et, parmi nous, le génial vieillard, orgueil de la profession vétérinaire et de la science mondiale tout entière!

Que notre gratitude soit acquise au berceau de notre enseignement et de tant de gloires, nul n'en pourrait douter au seul appel de ces vénérés ou illustres.

Bien peu de mots, Messieurs, suffisent à traduire les sentiments les plus purs et les plus sincères. Que cette Assemblée veuille donc trouver dans la concision de ce discours un gage certain de la reconnaissante affection qui attache Toulouse et Alfort à l'Ecole de Lyon. Que nos Collègues lyonnais y voient une preuve de la cordialité dévouée qui nous unit à eux. Et qu'ils veuillent bien accepter de plus durables témoignages de ces sentiments que nos Corps enseignants éprouvent une si légitime satisfaction à leur faire exprimer ici.

L'admirable burin de Roty symbolisera à leurs yeux, en la belle plaquette que leur adressent nos Collègues de Toulouse, les joies du travail dans la paix. Par l'image, aussi, il constateront qu'Alfort veut être digne de sa sœur aînée. Ils trouveront enfin parmi les lauriers et les chênes qui ornent notre envoi, ces dates extrêmes dont peut se réjouir la profession vétérinaire : celle de son origine scientifique, celle d'une fête dont le souvenir restera pour nous comme un précieux encouragement à poursuivre avec plus d'ardeur encore notre fructueuse et belle mission.

En cette fête, Messieurs, une phrase du célèbre chirurgien Verneuil me revient en mémoire. Clôturant, aux côtés de Chauveau les travaux du premier Congrès de la Tuberculose, il s'écriait : « Si je ne me trompe, la journée présente est bonne, et vous en conserverez le souvenir; car, aujourd'hui, nous affirmons bien haut l'unité de la science médicale, nous proclamons l'égalité de ceux qui la cultivent et nous démontrons la fraternité qui règne entre tous ses représentants. » Jamais paroles ne furent plus de circonstance qu'en ce jour et je bois, Messieurs, à nos Collègues de cette Ecole, au succès de leurs travaux.

Discours de M. Alfred Faure

Monsieur le Ministre,

Messieurs,

J'ai, dans la séance solennelle de cet après-midi, eu l'occasion, Monsieur le Ministre, de vous remercier d'être venu à nos fêtes apporter tout l'éclat de votre renommée et le lustre de votre personne.

Je tiens maintenant à vous remercier d'une manière, permettez-moi ce mot, plus amicale, d'avoir accepté de prendre place à cette table, dans ce réfectoire dont les murs furent autrefois ceux d'un couvent de femmes, murs qui, d'ordinaire, vous le savez, n'encadrent pas une assistance semblable à celle d'aujourd'hui, et dont les tables ne portent pas d'habitude des mets aussi délicats.

Nous vous avons réunis, Messieurs, dans le réfectoire de l'Ecole où nos élèves viennent régulièrement prendre leurs repas. Nous avons voulu que le banquet eût lieu ici, afin que la fête se poursuivît et se déroulât tout entière dans l'intérieur même de l'Ecole. C'est la fête de Bourgelat, c'est l'anniversaire de la fondation de l'Ecole ; il nous a semblé naturel qu'il en fût ainsi. Nous avons pensé, Monsieur le Ministre, que vous présideriez ce banquet dans la plus ancienne Ecole, comme le chef respecté de la grande famille vétérinaire.

Monsieur le Ministre, vous avez bien voulu rester ce soir encore, malgré les multiples obligations qui vous forcent à retourner à Paris cette nuit même. Je vous en remercie, au nom de l'Ecole Nationale Vétérinaire de Lyon. C'est une nouvelle preuve très touchante de votre précieuse sympathie.

Messieurs les étrangers, je vous remercie du concours que vous nous avez donné si complètement. Le succès de cette fête vous sera dû pour une grande part.

Je constate à nouveau ce soir encore, à la façon dont se sont exprimés les collègues qui ont parlé en votre nom, qu'un même sentiment de solidarité anime tous les invités qui sont venus de tous pays assister à la célébration de notre Cent cinquantenaire.

Je dois remercier spécialement MM. les Parlementaires qui n'ont pas hésité, en très grand nombre, à répondre à notre appel.

Je remercie cordialement tout d'abord MM. les Sénateurs et Députés du département du Rhône, qui nous sont si dévoués, M. Métin, le distingué rapporteur du budget de l'Agriculture ; M. Plissonnier, le vice-président si actif de la Commission de l'Agriculture de la Chambre des députés. Enfin, je remercie nos invités parlementaires qui sont attachés à nous par des liens plus étroits : les Sénateurs et Députés vétérinaires. Or, il se trouve, Messieurs, que justement parmi les Sénateurs il y a deux hommes pour lesquels nous avons la plus vive sympathie, MM. Viseur et Darbot, tous deux anciens élèves de cette école ; M. Viseur auquel il y a quelques années la Société des Anciens Elèves a offert une médaille cinquante ans après sa sortie de l'Ecole Vétérinaire!

Je salue MM. Darbot et Viseur, deux enfants de l'Ecole de Lyon, qui, depuis longtemps, occupent au Sénat une place distinguée et que nous sommes toujours très heureux de voir parmi nous. *(Vifs applaudissements.)*

Je remercie aussi un député vétérinaire présent plus jeune, très actif, qui, quand il était élève, fut attaché à mon laboratoire. C'est le député Ragally qui a bien voulu venir ainsi reprendre contact avec ses anciens maitres.

Messieurs les membres du Parlement, nous vous avons invités parce que vous nous avez donné des marques d'intérêt, des preuves de sollicitude. Je puis bien dire sans le moindre calcul que nous comptons encore sur vous: vous continuerez à favoriser cette Ecole, toutes les Ecoles, car on l'a dit avec juste raison, c'est aujourd'hui la fête de l'Enseignement vétérinaire mondial et nous n'avons pas, à plus forte raison, à distinguer entre les Ecoles françaises. Je dis que vous pouvez nous rendre encore de nombreux services, grâce au concours que vous trouverez auprès de M. le Ministre de l'agriculture, si bien disposé pour l'Enseignement vétérinaire. Vous voudrez permettre aux professeurs de nos Ecoles de suivre les traces de leurs ainés, de travailler encore davantage dans la voie scientifique et vous leurs donnerez les moyens de perfectionner de plus en plus l'organisation matérielle indispensable au progrès de la science vétérinaire et à l'instruction de nos étudiants.

Messieurs, je dois être bref, et je termine en levant mon verre en l'honneur de M. le Ministre de l'agriculture.

Monsieur le Ministre, vous nous avez donné une preuve de confiante sympathie dont nous nous souviendrons toujours. Nous comptons sur votre administration éclairée pour améliorer les conditions matérielles de nos Ecoles et la situation des professeurs. Mais si je lève mon verre à votre santé, c'est surtout parce qu'en dehors des questions qui nous touchent directement, nous saluons en vous un ministre républicain qui, quelque place qu'il occupe, sait et saura toujours faire son devoir avec une volonté ferme et une intelligence très informée. *(Vifs applaudissements.)*

Monsieur le Ministre, permettez-moi d'associer à ce toast : M. le Maire de Lyon, sénateur du Rhône, qui, avec cette bienveillance dont je m'honore, a fourni gracieusement à l'Ecole Vétérinaire les moyens de décoration dont nous avons si largement profité On a parlé de fleurs tout à l'heure, mais le maître des fleurs, en ce jour, ce n'est pas le professeur de botanique, c'est M. le Maire de Lyon, qui a mis à ma disposition les inépuisables ressources florales du parc de la Tête-d'Or. C'est grâce à l'aimable générosité de M. Herriot que nous avons pu réaliser la belle décoration de ce banquet. Je remercie M. le Maire. Lui aussi, j'en suis certain, voudra et saura nous être utile au Parlement.

Messieurs, je lève mon verre à M. Pams, Ministre de l'agriculture, et à M. le Maire de Lyon.

Discours de M. Viseur

Je m'excuse de prendre la parole après les discours que nous avons entendus tout à l'heure dans la grande fête qui a eu lieu et après les discours qui viennent d'être prononcés à l'instant, mais je me reprocherais de ne pas remercier M. le directeur Faure et les professeurs de l'Ecole Nationale Vétérinaire de Lyon, de m'avoir invité à assister à cette grande fête, toute à la gloire de l'Ecole de Lyon, de ses sœurs cadettes, qui ne sont pas moins méritantes, d'Alfort et de Toulouse, et de toute la profession vétérinaire universelle. C'était un devoir de ma part d'assister à ces fêtes comme étant ici le plus ancien de tous les élèves de l'Ecole de Lyon : il y a cinquante-six ans, Messieurs, que je franchissais pour la première fois le seuil de cette Ecole ! *(Vifs applaudissements.)*

M. Faure a évoqué un nom pieux à mon souvenir : Rodet, qui nous parlait des fleurs d'une façon si charmante.

A ce moment-là, Lecoq était professeur, mon ami et vénéré maître Chauveau nous faisait un enseignement remarquable, à la manière de Geoffroy Saint-Hilaire, il faisait l'anatomie comparée, et, en même temps, enseignait la grande physiologie.

Eh bien, Messieurs, je suis resté tout de cœur et d'esprit à mon vieux maître : il le sait.

Et après avoir parlé de vous, mon cher ami et maître, avec le souvenir affectueux qui me tient, laissez-moi dire un mot pour M. le Ministre de l'agriculture. Il a non seulement le charme de sa personne, mais il a le charme et la délicatesse du langage, la courtoisie la plus exquise et l'impression qu'il a faite auprès de vous tout à l'heure, il la fait toujours à la tribune française. *(Vifs applaudissements.)*

Je lève mon verre en son honneur, à sa gloire future, et aussi, Messieurs, permettez-moi d'ajouter à propos de ce qu'il vous a dit tout à l'heure, à ses intentions réalisées, qui ne sont pas des intentions d'enfer, elle sont pavées de résolutions.

Je bois à la santé de M. le Directeur de l'Ecole de Lyon, à celle de mon vieil ami et maître, de ce vieux chêne des forêts gauloises, il en a bien l'attitude encore, de Chauveau ; je bois à la santé de M. le Ministre de l'agriculture, à vous tous, mes chers Collègues de France et de toutes les nations étrangères. *(Vifs applaudissements.)*

Toast de M. le général Courbebaisse

Au nom de M. le Ministre de la guerre, j'ai le devoir de témoigner la reconnaissance de l'armée pour les services que lui rendent les Ecoles Vétérinaires en lui fournissant un personnel vétérinaire dont la compétence et le dévouement sont à la hauteur de la mission qui lui est confiée et qui charge avec les camarades lorsque les escadrons vont à l'attaque.

Je lève mon verre en l'honneur du corps vétérinaire militaire formé dans les Ecoles que nous devons à l'initiative de Claude Bourgelat. *(Vifs applaudissements.)*

Discours de M. Edouard Herriot

Maire de Lyon.

Monsieur le Ministre,
Mon cher Directeur,
Messieurs,

En nous invitant ce soir dans ce réfectoire, M. le Directeur de l'Ecole Nationale Vétérinaire nous rappelle que cette maison fut jadis le cloître des Deux Amants. Le cloître des Deux Amants, Messieurs, quel contraste et quel joli souvenir d'ancien régime! Mais en nous recevant de cette façon, et comme s'il avait voulu du même coup nous présenter tout un résumé de l'histoire de sa maison, il nous rappelle aussi que l'Ecole Vétérinaire de Lyon fut d'abord et est encore, ce soir, le logis de l'Abondance. *(Rires et applaudissements.)*

Je l'en remercie et lui suis reconnaissant d'avoir associé la Ville de Lyon au témoignage de reconnaissance que tant d'orateurs ont déjà rendu à Claude Bourgelat. C'est qu'en effet, le fondateur de cette Ecole appartint de tout son être à la ville de Lyon; il était le fils d'un marchand de soieries de cette ville; il y avait tous ses parents et il eut même avec mes prédécesseurs à l'Hôtel de Ville des relations qui autoriseraient peut-être à elles seules ma présence ce soir au milieu de vous; car, peut-être ne le savez-vous pas, dans une heure où l'Ecole Vétérinaire allait péricliter, l'administration municipale de Lyon concéda généreusement à son directeur le privilège de l'exploitation des fiacres dans toute la ville; j'espère avoir évoqué ce souvenir sans danger et ne pas avoir éveillé chez son directeur actuel trop d'ambitions. *(Rires.)*

Mais, à vrai dire, c'est par sa gloire tout entière qu'il est lié à l'histoire même de cette ville. Il nous est agréable de nous le représenter à la veille du moment où il fonda cette grande Ecole : il était directeur d'une de ces Académies de province comme l'ancien régime en avait tant fondé pour l'éducation des jeunes gentilshommes, et on l'aperçoit là, fort élégant de sa personne, fort beau cavalier, mais réfléchissant aussi sur les principes de cet art dont il a voulu et su faire une science. Comme savant, c'est à vous qu'il appartenait de le définir et de le louer; mais permettez-moi de vous dire que je ne suis pas de ceux qui croient aux découvertes improvisées; je fais appel, s'il était nécessaire, à l'autorité du maître à côté de qui je suis assis. Il est bien rare qu'un homme ait fait surgir un jour une grande vérité ou une grande institution nouvelle, sans que ses efforts aient été précédés d'une foule d'efforts obscurs, anonymes quelquefois. *(Applaudissements.)*

Et il suffit d'être un peu bibliophile pour s'être rendu compte que l'art vétérinaire avait provoqué avant lui bien des traités, bien des ouvrages qui sont trop savoureux pour qu'aujourd'hui je ne leur donne pas, si vous le permettez, un lointain et reconnaissant souvenir.

Les beaux traités, que ces grands traités de vènerie et de fauconnerie du XVIIe siècle, et si l'on remontait plus loin, que de jolies observations sur la vie et les mœurs des animaux, sur nos relations avec ces frères que nous appelons bien ambitieusement des frères inférieurs ! Elles sont aussi vieilles que l'humanité elle-même, elles doivent remonter tout au moins à l'arche de Noé. *(Rires.)*

Il suffit de jeter les yeux sur les travaux de ceux d'entre vous qui ont fait l'histoire de votre profession pour voir combien à travers les âges ces préoccupations, qui allaient un jour prendre corps dans la doctrine d'un Bourgelat, agitaient déjà et inquiétaient les esprits ouverts et entreprenants. Je n'ai pas lu, pour ma part, sans infiniment de curiosité certains extraits des anciens vétérinaires arabes, et si je ne craignais pas de tempérer à l'excès la gravité nécessaire de ce banquet, j'ai dans la mémoire et presque sur les lèvres des comparaisons qui sont tout au moins infiniment philosophiques par lesquelles ces vieux auteurs invitaient l'homme à s'intéresser aux animaux, ne fût-ce, disaient-ils, que pour se distraire d'un certain nombre d'autres occupations auxquelles les hommes sont sujets et qui, paraît-il, sont plus dangereuses. *(Rires et applaudissements.)*

Mais ce qui semble avoir fait la fortune de Bourgelat, ce qui rendit son action décisive, ce qui lui permit de la réaliser dans une œuvre dont nous admirons encore aujourd'hui l'épanouissement, c'est qu'il apporta à la réalisation de son idée les ressources d'un esprit clair, d'un esprit méthodique où l'orgueil d'un patriotisme local me fait reconnaître quelques traits de notre génie lyonnais. Oui, il a converti en notions simples et sûres des idées qui, jusque là, n'étaient qu'éparses et permettez à un administrateur de dire qu'il eut aussi la bonne fortune de rencontrer des administrateurs pour le comprendre et pour l'appuyer. Je pense que le si charmant Ministre de l'Agriculture que nous avons la joie d'avoir ce soir près de nous ne m'en voudra pas de rappeler qu'un de ses prédécesseurs, fût-il, lui aussi, de l'ancien régime comme Bourgelat, le contrôleur Bertin sut créer l'Ecole Vétérinaire, l'imposer à Louis XV et faire signer au roi un édit que, pour ma part, je trouve admirable de lucidité et de simplicité, car il visait déjà et avant tout les intérêts nationaux de l'agriculture, et déjà, dans cet acte constitutif de la création de votre Ecole, apparaît la vision claire de ce qui a été plus tard sa destinée et de ce qui est aujourd'hui pour nous sa gloire. (*Vifs applaudissements.*)

On a dit cet après-midi, et c'est, je crois bien, un de nos hôtes étrangers, qui nous a prouvé par là que souvent nos amis d'au delà des frontières connaissent mieux notre histoire que nous-mêmes, on a dit que, si Bourgelat avait réussi au point où il l'a fait, c'est qu'il était pénétré de ces belles méthodes de travail du XVIIIe siècle qui ont donné à la France tant de savants et qui lui ont fait et lui font aujourd'hui tant d'amis à travers le monde.

Si je n'ai pas qualité pour vous parler de l'homme lui-même, je peux peut-être essayer, vous le souffrirez, d'évoquer le souvenir de l'un de ses premiers amis. Son nom mérite peut-être d'être prononcé dans cette solennité. Cet homme, de quelque importance, puisqu'il s'appelait Voltaire, s'était longtemps méfié de celui qu'il appelait plaisamment un hippomane ; il le railla, comme nous faisons souvent, nous, avec ceux qui nous entourent jusqu'au jour où nous en avons besoin. Il en eut un jour besoin ; il lui envoya à Lyon, pour la faire examiner, la vessie de l'un de ses bœufs. Il reçut de Bourgelat, en réponse, une consultation qui était, paraît-il, charmante, car il lui écrivit cette lettre qui est restée dans mon souvenir : « Monsieur, la vessie de mon bœuf me fait penser à cet animal dont il est question dans les *Géorgiques* de Virgile dont les entrailles faisaient surgir des essaims d'abeilles. »

Ce fut l'origine de leurs relations; elles se précisèrent. C'était l'époque où Voltaire se flattait d'être avant tout un agriculteur; leurs relations se développèrent, leur correspondance aussi. Permettez-moi de vous dire qu'il y a un homme, et que c'est celui dont je viens de citer le nom, qui a merveilleusement pressenti les progrès de votre profession, les progrès de l'art vétérinaire, et qui, même par delà les progrès de la science curative, a souhaité l'institution de cette science préventive que nous voyons aujourd'hui, nous, administrateurs, se réaliser, jour par jour, au milieu de nous. *(Vifs applaudissements.)*

Il m'a semblé qu'il était permis peut-être de joindre ce témoignage aux grands souvenirs que vous avez évoqués aujourd'hui et que la gloire de l'Ecole Vétérinaire n'avait rien à perdre à reconnaître qu'elle avait été pressentie par un homme de l'ampleur et de la sûreté d'esprit d'un Voltaire. *(Vifs applaudissements.)*

Messieurs, vous avez continué au XIXe siècle la glorieuse tradition de ces maîtres; on a dressé la liste de ceux qui honorent cette Ecole, ce n'est pas à moi qu'il appartient d'y revenir. Je ne pourrais le faire, ni avec l'autorité des maîtres qui sont ici, ni avec le cœur charmant, exquis, de l'homme qui a parlé tout à l'heure de façon à nous émouvoir. Vous avez entendu M. Chauveau, que depuis longtemps déjà j'honore, qui sait l'affection que j'ai pour lui ; je m'étonne qu'il tolère qu'en sa présence on le traite de vieillard *(rires)*, car vraiment s'il est un homme qui justifie cette pensée célèbre : « Quand on est jeune, c'est pour toujours », c'est bien lui. Si on doit consentir à parler de vieillesse, je ne vois qu'une vieillesse qui me rappelle la sienne, c'est la vieillesse d'Ambroise Paré. Vous en avez eu d'autres, vous avez eu ce charmant, ce délicieux Arloing, qui résumait de façon si élégante ce qu'il y a pour nous de plus précieux dans la tradition de la science française, bon, aimable, indulgent, serviable, prêt à se porter au secours de tout ce qui avait besoin de ses lumières, n'hésitant jamais même à franchir nos frontières et quelquefois les mers pour porter très loin son esprit de recherche et l'honneur de la France qu'à ce moment-là il apportait avec lui. *(Applaudissements répétés.)*

Vous en avez eu d'autres, et pour vous, mon cher Directeur, je ne suis pas embarrassé, quant à moi, de m'expliquer votre présence actuelle à la tête de l'Ecole. Le Ministre qui vous a nommé a prouvé qu'il connaissait les traditions : à Bourgelat avait succédé l'abbé Rozier, à Arloing il a fait succéder Alfred Faure ; il est resté dans le style de la maison. *(Vifs applaudissements.)*

Messieurs, les vœux que j'ai à vous adresser sont infiniment simples. On a tout à l'heure fait appel à ma collaboration dans une Assemblée où désormais j'allais entrer. J'y apporterai, veuillez le croire, le désir ardent de défendre une profession et des hommes que j'aurai vus à l'œuvre au berceau même de leurs travaux ; je le ferais par conviction scientifique d'abord, parce qu'il n'est pas nécessaire d'être un savant professionnel, il suffit d'être pourvu de quelque esprit d'observation pour savoir qu'aujourd'hui l'unité de la science médicale est une vérité démontrée, qu'il n'y a plus désormais qu'une physiologie, comme il n'y a plus qu'une pathologie, que les barrières artificielles qui séparaient jadis les sciences humaines des sciences de la série animale sont aujourd'hui démolies grâce à un Arloing, à un Chauveau et que l'application de cette vérité scientifique, c'est l'égalisation dans l'ordre social de ceux qui sont déjà des frères dans l'ordre de la recherche et de la méditation. *(Vifs applaudissements.)*

Je le ferai aussi par reconnaissance pour les services que vous nous rendez. Si loin qu'on remonte dans le passé, on trouve de la part des administrations communales le souci de s'assurer des concours comme les vôtres ; mais aujourd'hui ce concours a pris une forme si précise, il nous a rendu tant de services, il nous est devenu si nécessaire, que mes interventions, si elles avaient jamais à se produire, seraient le résultat de mon expérience et conseillées par ma reconnaissance.

Et pour finir, Messieurs, je veux remercier M. le Directeur de l'Ecole Vétérinaire d'un autre plaisir qu'il nous a donné. Une fois de plus, je vois réunis pour une fête scientifique, dans cette ville de Lyon qui sera charmée de vous recevoir demain elle-même, des savants qui appartiennent aux pays les plus différents, j'allais dire d'Europe, mais je crois qu'il faut dire davantage, car cet après-midi nous avons entendu des représentants de pays encore plus lointains. Nous les respectons comme ils sont respectés dans leur propre pays. Croyez-vous que je n'éprouve pas personnellement les plus vifs sentiments de déférence pour des hommes comme

M. Lydtin que j'ai eu plusieurs occasions d'accueillir parmi nous. Sans aller jusqu'à croire, Messieurs, car il faudrait pour cela avoir oublié l'accent d'un certain représentant étranger qui nous parlait aujourd'hui de sa patrie, sans aller jusqu'à croire que la fraternité entre les nations puisse résulter de notre volonté commune, il est bien permis de constater cependant que le rapprochement des élites autour de certaines vérités scientifiques crée des liens de plus en plus nombreux et serrés entre les hommes, une solidarité de bonnes volontés ; et, de la même façon que la science pure descend peu à peu jusqu'à ses applications les plus pratiques, ce serait à désespérer de l'humanité si l'action commune des intelligences ne devait pas avoir progressivement, peu à peu, mais sûrement, une action sur les volontés troubles des masses.

C'est la raison qui fait que j'ai tant de joie, Messieurs, à vous accueillir. Je prie les représentants étrangers de se considérer dans cette ville comme les bienvenus, et je pense que M. le Directeur de l'Ecole Vétérinaire, que ses collègues français rassemblés, que M. le Ministre de l'Agriculture lui-même à qui, ce matin, j'ai eu l'occasion de rendre les hommages qu'il mérite, me permettront, ce soir, de me tourner vers mes hôtes de demain, de leur adresser mes remerciements et mes souhaits et, en leur donnant l'assurance des sentiments avec lesquels je les accueille, de les inviter à trouver dans cette expression une raison nouvelle d'être reconnaissants à Claude Bourgelat et à son Ecole Vétérinaire. *(Salves répétées d'applaudissements.)*

M. Pams prend ensuite la parole.

Discours de M. Pams

Comme il avait raison, tout à l'heure, l'éloquent Maire de Lyon, de dire qu'il ne croyait pas aux choses improvisées. Il n'y a pas de choses improvisées, il n'y en a pas surtout sur notre terre de France.

Lorsque Claude Bourgelat a fondé, pour des nécessités qui s'affirmaient alors, l'Ecole Vétérinaire de Lyon, c'est qu'une évolution bienfaisante s'était déjà produite.

Que l'animal domestique avait pris position sur la terre de France et qu'il l'avait fait sienne, et qu'il s'y était adapté, c'est que les magnifiques chevaux, que les croisades avaient ramenés de l'Orient, avaient trouvé sur la terre de France des possibilités d'adaptation qui avaient déjà fait jaillir ces races généreuses de cheval français, qui nous ont valu tant d'héroïques chevauchées, et qu'il fallait déjà sauver ce patrimoine de tous les désastres qui s'affirmaient annuellement.

Il fallut créer le bétail de l'étable française, le garantir contre ces maladies horribles qui déciment et qui ruinent.

Comme elle avait raison la Confédération Helvétique, qui envoyait un élève à l'Ecole de Lyon, nouvellement fondée, en affirmant dans un document officiel, qui indiquait le représentant de cette nation amie, que cet élève était envoyé ici pour la consolation de son pays ; et qu'il avait raison le délégué de l'Espagne de nous dire que Bourgelat avait traité, en fondant l'Ecole de Lyon, la question sociale. « Tout jaillit de tout. »

Et la France, dans cette circonstance, a suivi sa propre tradition d'être la nation éternellement créatrice. Nous étions exactement dans notre évolution normale, et il semble que cette évolution devait amener à Lyon la fondation de cette Ecole par cet esprit pratique dans la réalisation, par cette faculté prodigieuse que possèdent les hommes de ce pays, d'avoir toujours les yeux ouverts vers l'idéal.

Les nécessaires réalisations s'affirmaient déjà et, grâce à cela, nous avons, une fois de plus, été les pionniers du monde. Et c'est pourquoi je recueillis aujourd'hui, comme une bienfaisante rosée, toutes les paroles d'amitié exquises que les délégués des nations étrangères ont bien voulu nous adresser. *(Vifs applaudissements.)*

Je tiens à les remercier, car ils nous ont compris, car ils ont affirmé nos besoins d'émancipation politique et sociale, notre passion de la liberté, en même temps qu'ils rendaient hommage aux efforts quotidiens des enfants de cette nation toujours travailleuse, et c'était une impression combien délicieuse que cette harmonie que chacun apportait dans son langage, toujours imagé, malgré la traduction, et qui nous faisait entendre toujours, comme un leitmotiv exquis, le nom toujours aimé de notre chère France.

Je vous remercie, Messieurs, pour cette impression profonde, dont le Gouvernement de la République a le devoir de vous être reconnaissant.

C'est pourquoi je porte la santé des Gouvernements et des nations qui sont représentés ici par vous avec une si haute distinction.

Je porte la santé de vous tous, Messieurs, qui êtes, chacun dans votre pays, un exemple et une leçon salutaires. *(Applaudissements prolongés.)*

En dehors des adresses lues, une par Nation, à la séance solennelle du 26 octobre, un certain nombre d'autres adresses ont été remises au Directeur de l'Ecole. Nous sommes heureux de les publier ci-dessous :

Adresse de l'École Royale supérieure Vétérinaire de Munich

A l'Ecole Nationale Vétérinaire de Lyon, en l'honneur du Cent-cinquantenaire de sa fondation, l'Ecole Royale supérieure Vétérinaire Bavaroise de Munich :

Le corps enseignant de l'Ecole Royale supérieure Vétérinaire Bavaroise de Munich présente à l'Ecole de Lyon, vénérée depuis longtemps, en l'honneur des fêtes du Cent-cinquantenaire de sa fondation, ses vœux de bonheur les plus cordiaux.

C'est dans la terre bénie de France que fut fondé le premier établissement d'enseignement de la Médecine vétérinaire, et cet acte historique fut pour les autres Etats l'exemple et le modèle pour la fondation de semblables établissements;

il fut le point de départ du développement d'une branche nouvelle de la science académique.

C'est avec une profonde vénération que les professeurs de l'Ecole Royale supérieure Vétérinaire Bavaroise de Munich saluent la grande Ecole de Lyon, ainsi que les maîtres éminents de notre profession, qui, dans le passé comme dans le présent en sont sortis, elle a le plus profond respect pour les vétérinaires français, dont les brillants travaux, en pratique comme en recherches ont une part glorieuse dans le progrès de notre science.

Puisse la très respectée Ecole Nationale Vétérinaire de Lyon être, comme par le passé, un agent de progrès de la Médecine vétérinaire et de l'Agriculture, de la réussite et du profit de l'Hygiène générale et que, couronnée de succès, elle puisse resplendir dans tous les temps.

Adresse de l'École Vétérinaire supérieure de Dresde

Un siècle et demi s'est écoulé depuis le jour où Claude Bourgelat fonda, à Lyon, la première Ecole Vétérinaire, à une époque où l'Europe était dévastée par des épizooties terribles, où les animaux de travail tombaient en masse en proie à leurs coups, et où l'on ne s'occupait, dans tous les Etats agricoles de l'Europe, que de la lutte en règle contre l'épidémie. Les princes, les gouverneurs, les armées, jusqu'aux simples paysans, en cette pénible époque, demandaient du secours.

Bourgelat avait montré la voie et il arriva que son œuvre trouva des émules, ce qui fut l'occasion de la prompte création d'un grand nombre d'Ecoles Vétérinaires.

C'est pourquoi, en Saxe, on s'efforça aussitôt d'établir une Ecole Vétérinaire semblable à celle de Lyon, et on créa, avec succès, en 1780, l'Ecole Vétérinaire supérieure de Dresde, qui est une des premières fondées en Allemagne.

Si le Collège des Professeurs de l'Ecole supérieure Vétérinaire de Dresde offre aujourd'hui cette adresse à celle qui, comblée d'honneur, est en ce jour dans la joie, c'est avant tout par admiration et reconnaissance pour les mérites insignes que l'Ecole sœur de Lyon s'est acquis depuis sa fondation jusqu'à ce jour, en créant la médecine vétérinaire, et surtout la science médicale, mais les professeurs de Dresde s'inspirent aussi de cette pensée, mêlée de plaisir, que leur Ecole Vétérinaire supérieure doit son existence à la plus ancienne des Ecoles Vétérinaires du monde !

L'Ecole de Lyon a développé de puissantes influences, influences qui furent non seulement utiles dans le domaine propre de la science vétérinaire, et élevèrent dans la considération publique la profession vétérinaire, mais ces influences portèrent aussi d'heureux résultats pour le bien public au delà des frontières de la France.

Les nombreux professeurs qui y travaillèrent et qui y travaillent encore, le grand nombre des remarquables travaux et les multiples résultats de recherches qui sortent de cette école sont connus dans tout l'univers, si bien que non seulement elle peut jeter un fier regard sur le passé, et sur un siècle et demi d'existence, mais elle peut voir aussi tout le monde vétérinaire qui tressaille de plaisir, plein de reconnaissance, prendre part à son jour de gloire dans la certitude de sa haute signification internationale.

Puisse l'Ecole Vétérinaire de Lyon être florissante et prospère pour toujours et ajouter à la couronne de lauriers de l'histoire vétérinaire qu'elle a commencée à tresser depuis cent cinquante ans, toujours de nouvelles feuilles et de nouvelles fleurs.

Tels sont les vœux de bonheur qui partent du cœur du Collège des Professeurs de l'Ecole supérieure Vétérinaire de Dresde.

Adresse de la Faculté de Médecine Vétérinaire de Berne

La *Faculté de Médecine Vétérinaire de l'Université de Berne* adresse ses vœux sincères de prospérité à l'Ecole Nationale Vétérinaire de Lyon qui fête en ce jour le Cent-cinquantième anniversaire de sa fondation par l'illustre Bourgelat.

La République de Berne fut le premier État étranger qui envoya des élèves vétérinaires à l'École de Lyon récemment fondée. Dès l'an 1789, Berne paya, sur les fonds de l'Etat, les études des jeunes ressortissants du pays de Vaud, pour qu'ils devissent par la suite, selon le texte de l'arrêté, « la consolation du pays ». Nous sommes donc liés à l'École de Lyon, depuis sa création, par une gratitude sincère et continue ; elle ne cesse de s'accroître en raison des très importants travaux scientifiques de cet établissement et de leur utilisation pratique, d'une si grande valeur pour notre élevage national. En souvenir de ce passé glorieux, le doyen et les professeurs de la Faculté de Berne témoignent leurs sentiments de reconnaissance, et ils ajoutent leurs chaleureux souhaits pour l'École-mère de Lyon.

Adresse de la Faculté de Médecine Vétérinaire de l'Université de Zurich

Le Cent-cinquantenaire de l'École Nationale Vétérinaire de Lyon donne à la *Faculté de Médecine Vétérinaire de Zurich* l'occasion de se joindre de tout cœur à ceux qui viennent, en ce jour solennel, lui adresser les plus sincères félicitations. C'est avec un sentiment de profonde estime et de vive reconnaissance que nous nous rappelons les hauts mérites de tous les grands hommes qui fondèrent ce premier établissement vétérinaire du monde entier. Nous nous inclinons devant l'institution de laquelle sortaient un si grand nombre de savants et tant de belles conquêtes scientifiques. Notre Faculté lui souhaite une prospérité toujours croissante au profit de notre science et à la gloire de cette belle République Française. Puisse la doyenne des Écoles de Médecine vétérinaire nous être toujours, comme dans le passé, un modèle de recherches et d'éducation scientifiques.

Adresse de M. le Colonel Dr Potterat

Vétérinaire en chef de l'Armée suisse.

Au nom des vétérinaires militaires suisses, j'envoie à l'Ecole Vétérinaire de Lyon les plus sincères félicitations à l'occasion du cent cinquantième anniversaire de sa fondation.

Pendant un siècle et demi cette Ecole a répandu sans interruption autour d'elle et dans le monde entier les idées fondamentales et les méthodes expérimentales de la science vétérinaire. Des professeurs éminents, dont bon nombre hors de pair, ont donné à l'Etablissement une réputation universelle.

L'Ecole Vétérinaire de Lyon, la première fondée, a servi de modèle et d'exemple à toutes les autres de création ancienne ou moderne. Elle constitue le point central, le noyau du développement de l'art vétérinaire.

Dès leur sortie de l'Ecole et grâce à l'instruction reçue, les élèves se sont révélés les pionniers du progrès, des lutteurs qui combattent avec énergie et ténacité la superstition et la routine dans tout ce qui concerne l'entretien et le traitement des animaux domestiques.

La science vétérinaire fondée à Lyon est l'auxiliaire indispensable de l'agriculture. Elle contribue directement au développement de celle-ci, à sa prospérité en donnant des directions logiques et sûres pour l'élevage, l'amélioration et la conservation des animaux. Elle a fixé les bases et indiqué les moyens de combattre les maladies, tout en prescrivant les mesures capables de mettre obstacle à la propagation des affections contagieuses.

A l'armée et dans toutes les agglomérations de chevaux les bienfaits de la science vétérinaire se font sentir journellement et c'est avec reconnaissance qu'on pense à l'Ecole de Lyon et à l'œuvre de Bourgelat.

Mais l'Ecole Vétérinaire de Lyon rappelle encore d'autres souvenirs agréables à ceux qui comme le soussigné ont eu la facilité et le grand avantage d'y faire leurs études.

Quoique étrangers nous étions dans l'Etablissement sur le même pied d'égalité et traités comme des Français. La proverbiale courtoisie, ainsi que la bienveillance française ne firent jamais défaut. Quant à l'hospitalité dont nous avons joui pendant quatre années consécutives, elle fut pleine et entière du premier au dernier jour. C'est avec une profonde émotion et la plus vive gratitude que nous pensons à ces faveurs inexprimables.

Je fais les vœux les plus chaleureux pour la prospérité de l'Ecole Nationale Vétérinaire de Lyon, j'applaudis au succès de son enseignement et au développement continuel de l'esprit de progrès et d'initiative qui la vivifie.

Adresse des Vétérinaires Allemands

Le *Deutsche Veterinarrat*, qui est la représentation centrale de cinquante Associations vétérinaires allemandes, réunissant plus de 6.000 membres, a chargé son Président honoraire.

De remercier sincèrement et respectueusement M. le Directeur et MM. les Professeurs de l'École de Lyon, de leur exprimer sa vive gratitude de leur honorable invitation aux fêtes jubilaires, de les féliciter vivement et de leur transmettre les vœux les plus chaleureux pour un brillant avenir de l'École-mère française.

Adresse de l'Université de Giessen

A leurs collègues de l'Ecole Nationale Vétérinaire de Lyon, les professeurs du même enseignement réunis à l'Académie Ludovincienne, salut !

Depuis que Claude Bourgelat, il y a cent cinquante ans, a fondé à Lyon une école pour lutter contre les maladies du bétail, non par des sortilèges de magiciens, ni par l'empirisme abandonné au hasard des bergers, mais en utilisant un ensemble de principes coordonnés et grâce à la connaissance des lois de la nature; que l'art vétérinaire, longtemps négligé et presque livré à l'oubli, a brillé de nouveau sur toute la terre, cette grande école resta pour la cité des Hessois comme pour toutes les nations un magnifique exemple de science sûre et d'enseignement fidèle. Aussi, en vous félicitant pour votre *trentième lustre*, il nous semble que nous fêtons l'anniversaire même de la science si digne de l'homme, dont nous nous occupons

Fait à Giessen, le 26 octobre 1912.

Adresse de l'Ecole supérieure Vétérinaire de Vienne (Autriche).

A l'occasion du cent cinquantième anniversaire de l'Ecole de Lyon, celèbre dans le monde entier, le Recteur et le Collège des Professeurs de l'Ecole Vétérinaire de Vienne se permettent de présenter à votre Ecole les plus sincères vœux de bonheur.

En souvenir de Johann Gottlieb Wolstein que la grande impératrice Marie-Thérèse avait envoyé pour étudier à votre Ecole de Lyon, il y a plus de cent trente ans, il nous est bien permis de dire avec fierté, que notre Ecole se considère comme la fille de l'Ecole Vétérinaire de Lyon.

Malheureusement, vu la date des Fêtes, il ne nous sera pas possible d'envoyer un délégué.

Le Recteur, Dr Schmidt.

Adresse de l'Ecole supérieure Vétérinaire de Lemberg

(Galicie, Autriche-Hongrie.)

A la très illustre Ecole Nationale Vétérinaire de Lyon, fondée il y a cent cinquante ans par Bourgelat, homme digne d'une éternelle mémoire, à cette première maîtresse de l'art vétérinaire du monde entier, à la mère de tant d'hommes qui ont rendu de si grands services aux arts et aux sciences, au moment où elle rappelle et célèbre avec bonheur le souvenir de sa naissance, les professeurs de l'Académie Vétérinaire de Lemberg affirment par cette lettre qu'ils l'entourent de leur plus vive affection et de leur pieux attachement, et que pleins de respect ils font des vœux pour les plus heureux progrès de cette même école qui feront avancer les arts et les sciences et accroîtront la gloire de la France.

Lettre du Directeur de l'Institut Pasteur de Paris

Monsieur le Directeur,

Je remercie cordialement l'Ecole Vétérinaire de Lyon et vous-même de l'invitation que vous m'adressez à l'occasion du Cent-cinquantième anniversaire de la fondation de la première Ecole Vétérinaire. Mes collaborateurs et moi sommes particulièrement touchés du passage de votre lettre où vous rappelez la solidarité qui existe entre l'Institut Pasteur et l'Enseignement Vétérinaire. C'eût été pour moi une grande satisfaction d'assister aux fêtes des 26 et 27 octobre et de rendre hommage au glorieux passé de l'Ecole Lyonnaise. Malheureusement ma santé, compromise depuis plusieurs années, m'empêchera de répondre à votre invitation comme je l'aurais voulu.

Ne pouvant être près de vous en ces jours solennels, je vous adresse l'expression de mon admiration pour les services rendus à la science et au pays par l'Ecole Vétérinaire de Lyon, ainsi que mes souhaits pour la continuation de sa prospérité.

Veuillez agréer, Monsieur le Directeur, avec mes regrets, l'assurance de ma haute considération.

Dr Roux.

Adresse de l'Institut bactériologique de Buenos-Ayres

Monsieur le Directeur,

Vous fêtez le Cent-cinquantenaire de la fondation par Bourgelat de la première Ecole Vétérinaire du monde.

Cet événement, qui touche de si près la profession vétérinaire de tous les pays, réunira à Lyon un grand nombre de notabilités de notre profession.

Comme fondateur et directeur de l'Institut de Bactériologie du Ministère de l'Agriculture de Buenos-Ayres, je viens avec tout le personnel technique de cet établissement, qui signe avec moi, vous présenter mes modestes, mais bien sincères félitations.

Nous nous associons de grand cœur à votre manifestation

confraternelle et nous saluons avec respect l'Ecole mère qui, après avoir créé l'Enseignement vétérinaire tient toujours si haut le drapeau de notre profession.

Nous comprenons toute l'importance de cette solennité qui affirme davantage encore l'esprit de solidarité professionnelle des Vétérinaires du monde entier, solidarité si nécessaire pour conquérir l'estime publique et l'accomplissement de nos justes revendications.

Tous les Gouvernements, et en particulier celui de la République Argentine, reconnaissent l'importance de la science vétérinaire qui contribue si largement à l'amélioration et à la conservation de cette énorme richesse qu'est le bétail ; les fêtes de Lyon ne pourront qu'accroître notre prestige.

Nous souhaitons que le succès le plus brillant couronne les manifestations du Cent-cinquantenaire de l'Ecole Vétérinaire de Lyon et vous prions d'accepter l'expression de nos sentiments les plus confraternels.

Dr José Lignières, *directeur.*
Dr José M. Quevedo, *sous-directeur.*

Les Vétérinaires : Dr Racil D. Mosconi, Dr Juan J. Stefani, Dr Luis Filenski, Dr José Orlando, Dr Conrado Maag et Dr Alberto Lermoud.

Télégramme des Vétérinaires Suisses

Société des Vétérinaires Suisses réunis à Soleure envoie salut chaleureux à confrères français à l'occasion du troisième Cinquantenaire de l'Ecole de Lyon. Sommes de cœur avec vous dans cette belle manifestation de solidarité professionnelle.

Borgeaud.

Télégramme du Directeur de l'Ecole Vétérinaire de Cordoue (Espagne)

J'ai l'honneur au nom de ce centre de transmettre notre cordial salut pour le motif de célébrer le Cent-cinquantenaire de la fondation de cette Ecole.

Et en même temps, nous formons des vœux fervents pour qu'elle continue sa brillante histoire au profit de la science vétérinaire et du progrès humain.

BELLIDO.

TÉLÉGRAMME DE L'ACADÉMIE VÉTÉRINAIRE POLONAISE

L'Académie Vétérinaire Polonaise, à Léopol, adresse à l'École Vétérinaire à Lyon ses hommages à son action passée et ses souhaits d'un avenir le plus glorieux. Adresse envoyée.

Pour le Conseil des Professeurs :
Le Recteur, Stanislas KROLINOWSKI.

LETTRE DE M. LIAUTARD

Fondateur de l'American Veterinary College
Doyen et Professeur de la Faculté Vétérinaire de l'Université de New-York

Des fêtes vont avoir lieu, à Lyon, à l'occasion du Cent-cinquantième anniversaire de la création de la première École Vétérinaire, l'*Alma Mater* des Écoles du monde entier, et de la commémoration du bi-centenaire de Bourgelat.

Très humble et modeste imitateur de notre illustre compatriote, j'ai porté notre drapeau national et notre étendard professionnel au Nouveau Monde. J'ai posé sur eux les pierres fondamentales de notre profession et j'ai fondé l'American Veterinary College qui fut la première École de Médecine Vétérinaire à New-York et le berceau de notre médecine aux États-Unis.

A ces titres, je devrais être un des premiers à répondre à votre appel et à votre confraternelle invitation et être près de vous avec nos collègues français et étrangers.

Cela m'est impossible, la maladie d'une compagne de près d'un demi-siècle ne me permet pas de m'absenter.

Veuillez donc, Monsieur le Directeur, accepter mes vifs regrets et mes excuses bien sincères ; je ne pourrai être avec vous, mais toutes mes pensées suivront vos fêtes mondiales dont l'éclat rejaillira non seulement sur votre grande institution, mais aussi sur toute la grande famille vétérinaire du monde entier.

Daignez agréer, Monsieur le Directeur, l'assurance de mes sentiments les plus distingués et les plus dévoués.

A. LIAUTARD.

TÉLÉGRAMME DE L'ADMINISTRATION VÉTÉRINAIRE DE RUSSIE

A l'occasion de l'anniversaire du Cent cinquantième de la célèbre existence de l'Ecole, laquelle a donné tant de grands savants dans le domaine des sciences vétérinaires, l'Administration Vétérinaire au Ministère de l'intérieur de Russie présente à l'Ecole ses félicitations cordiales et souhaits de prospérité ultérieure.

Le Chef adjoint de l'Administration :

KATCHINSKY.

TÉLÉGRAMME DU COMITÉ VÉTÉRINAIRE DE SAINT-PÉTERSBOURG

Le Comité Vétérinaire, autorité supérieure pour les affaires vétérinaires de l'Empire de Russie, se fait un devoir de présenter ses félicitations cordiales à l'Ecole Nationale Vétérinaire de Lyon, la plus ancienne institution vétérinaire du globe, à l'occasion de son jubilé. A partir de 1762, date de sa fondation par le célèbre Bourgelat, l'Ecole de Lyon fut pendant un siècle et demi l'élément de création et la source intarissable de grands travaux et de recherches approfondies ; l'Ecole, riche en grands noms scientifiques, acquit bientôt une renommée resplendissante dans toutes les parties du monde. Rozier, Vitet, Bredin, Hénon, Grognier, Gohier furent les émules de Bourgelat au cours du XVIIIe siècle ; Rainard, Bernard, Magne, Lecoq, Rodet, Tisserand, Rey continuèrent sa tâche pendant la première partie du XIXe siècle ; Saint-Cyr, Toussaint, Peuch, Rey, Galtier et Cornevin pendant la seconde partie.

Une multitude de savants illustres, et particulièrement

Chauveau et Arloing, ce dernier récemment décédé, donnèrent de nos jours un nouvel éclat à la gloire de l'Ecole.

Le Comité Vétérinaire est heureux de pouvoir présenter à l'Ecole Nationale de Lyon ses souhaits de prospérité et de généreuse activité à la gloire du génie français et de la science contemporaine.

Le Président du Comité :

RAEVSKI.

TÉLÉGRAMME DE L'INSTITUT VÉTÉRINAIRE DE JURJEW

Le Conseil de l'Institut Vétérinaire de Jurjew, en rendant hommage au mérite et au labeur des professeurs de l'Ecole Nationale Vétérinaire de Lyon, en reconnaissant les éminents services rendus par eux à la médecine vétérinaire, prie leurs très honorés collègues de Lyon d'agréer l'expression sincère des vœux qu'ils forment pour leur bonheur et pour la prospérité croissante du noble cent cinquantenaire jubilaire.

Au nom du Conseil :

Professeur WALDMANN.

TÉLÉGRAMME DE L'INSTITUT VÉTÉRINAIRE DE KHARKOFF

Le Conseil de l'Institut Vétérinaire de Kharkoff envoie ses chaleureuses félicitations au berceau de l'Enseignement vétérinaire à l'occasion du Cent cinquantième anniversaire de la fondation, tout en témoignant ses cordiaux et fraternels sentiments au corps enseignant de l'Ecole de Lyon, le Conseil a l'honneur de vous faire part qu'il vous nomme, vous, Monsieur, et MM. les professeurs Barrier, Labat, Cadéac, Lesbre, Leclainche, Vallée, Moussu, Dechambre, membres correspondants.

Le Directeur :

CUMILEWSKY.

L'Ecole Vétérinaire de Varsovie a l'Ecole Vétérinaire de Lyon

Le jour du Cent cinquantième anniversaire de la fondation de l'Ecole Nationale Vétérinaire de Lyon, l'Ecole Vétérinaire de Varsovie adresse à sa vénérable aînée ses plus sincères et cordiales félicitations et lui souhaite de tout cœur constante prospérité pour le plus grand bien de la médecine vétérinaire.

Le Directeur, Président du Conseil des Professeurs,
Lauge.

Les Vétérinaires de l'Armée Russe

Monsieur le Directeur,

En ce jour solennel du Cent cinquantième anniversaire, j'ai l'honneur d'exprimer à l'illustre Ecole Vétérinaire de Lyon, au nom des Vétérinaires de l'Armée russe, les sentiments de notre vénération la plus profonde. Le zèle ardent de ses infatigables travailleurs l'a rendue justement célèbre dans le monde entier.

Puisse-t-elle fleurir de longs siècles pour la gloire de la France et celle de toute notre corporation !

L'Inspecteur en chef des Vétérinaires militaires de l'Armée russe, Conseiller privé,
Rudencko.

Télégramme de la Société des Vétérinaires Militaires de Varsovie

La Société des Vétérinaires militaires de Varsovie envoie ses plus cordiales et sincères félicitations pour votre fête de jubilé de cent cinquante ans.

Vive l'Ecole Vétérinaire et tous ses professeurs et étudiants !

Président : Ewseyenko.

Télégramme de la Société Vétérinaire de Varsovie

La Société Vétérinaire de Varsovie, profondément émue de jubilé Cent-cinquantenaire de l'Ecole de Lyon, adresse à M. le Directeur l'expression de sa vénération pour les grands vétérinaires français et présente ses hommages à la première Ecole moderne, *Alma Mater* de toutes les Ecoles professionnelles du monde. Respectueux hommages à la mémoire de Lafosse père et fils et de Bourgelat.

Le Président : Boczkowski,
Le Secrétaire : Fleszynski.

Télégramme des Etudiants de Dorpat

La « Fraternitas Dorpatensis », corporation des étudiants de l'Institut Vétérinaire de Dorpat, envoie ses félicitations sincères pour le Cent-cinquantenaire de l'Ecole Nationale Vétérinaire de Lyon, vétéran parmi les institutions vétérinaires.

Dons des Ecoles Vétérinaires Françaises

L'Ecole d'Alfort et l'école de Toulouse ont offert à l'Ecole de Lyon de magnifiques souvenirs du Cent-cinquantenaire.

Le Corps enseignant de l'Ecole d'Alfort a eu la délicate pensée de donner un ensemble de photographies de l'Ecole, très bien présentées dans un superbe album en cuir d'une beauté artistique très séduisante.

L'Ecole de Toulouse a fait remettre par son directeur, M. Labat, une plaquette de Roty d'un symbolisme plein d'à-propos constituant une œuvre d'art merveilleuse de l'éminent artiste.

JOURNÉE DU DIMANCHE 27 OCTOBRE

INAUGURATION DU BUSTE GALTIER

Le dimanche 27, à 10 heures du matin, a eu lieu, dans la cour d'honneur de l'Ecole, l'inauguration du buste de GALTIER, ancien professeur de l'Ecole. Ce buste, que nous devons à l'habile sculpteur lyonnais Louis PROST, reproduit d'une façon saisissante les traits du regretté Maître. Le monument est situé contre un pilier du cloître, à la droite de BOURGELAT.

Dès 9 heures du matin, une foule considérable, où l'on remarquait des amis et d'anciens élèves de GALTIER, se presse autour du Monument, parmi lesquels, M. le Dr ROUSSEL, promoteur de la souscription. La famille GALTIER est placée dans la tribune d'honneur avec les anciens collègues et amis de GALTIER. Aux accents de *la Marseillaise*, M. CHAUVEAU, délégué du Ministre de l'agriculture, vient prendre place, suivi de M. ROUX, directeur des Services sanitaire et scientifique au Ministère de l'agriculture, de M. BARRIER, inspecteur général des Ecoles Vétérinaires, de M. Alfred FAURE, directeur de l'Ecole, vice-président du Comité, dont le président était ARLOING, de M. MAIGNON, professeur, secrétaire du Comité, du Corps enseignant de l'Ecole et de tous les délégués étrangers.

M. CHAUVEAU s'exprime en ces termes :

M. le Ministre de l'agriculture m'a chargé de le remplacer dans la présidence de la deuxième journée des fêtes du Tri-cinquantenaire de l'Ecole Nationale Vétérinaire.

C'est un lourd fardeau pour mes vieilles épaules. J'ose

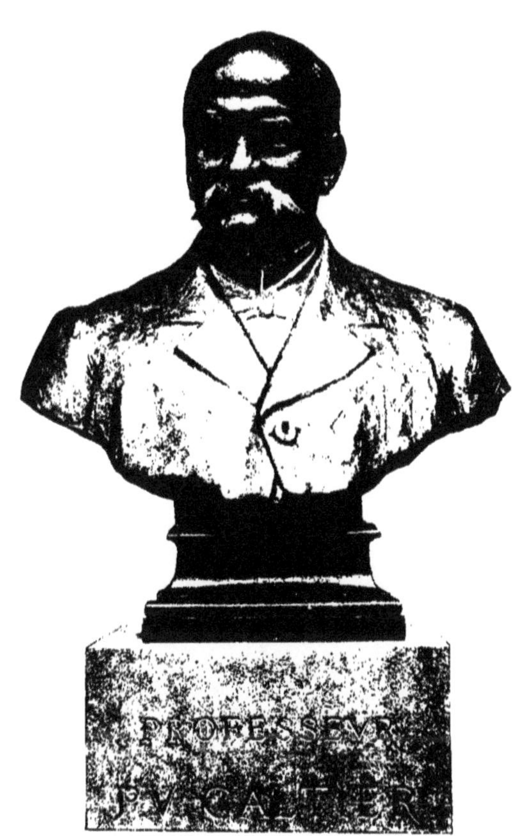

BUSTE DU PROFESSEUR P.-V. GALTIER
(1846-1908)

INAUGURÉ
DANS LA COUR DE L'ÉCOLE VÉTÉRINAIRE
LE 27 OCTOBRE 1912

espérer, et je le désire quant à moi, qu'elles pourront le soutenir jusqu'au bout. *(Vifs applaudissements.)*

On découvre le buste du professeur GALTIER au milieu des applaudissements de la nombreuse assistance qui se presse devant la tribune officielle.

M. CHAUVEAU donne ensuite la parole à M. RABIEAUX, inspecteur général des Services sanitaires au Ministère de l'agriculture, qui fut l'élève, puis chef des travaux de GALTIER pendant huit années dans la chaire des maladies contagieuses. Il remet le monument à M. Alfred FAURE, directeur de l'Ecole.

DISCOURS DE M. RABIEAUX

Inspecteur général des Services sanitaires vétérinaires.

Monsieur l'inspecteur général Chauveau,
Mesdames,
Messieurs,

A ceux qui l'ont honorée et illustrée, la profession vétérinaire doit un juste tribut de reconnaissance. Aussi, est-ce confiants dans l'issue de l'œuvre qu'ils allaient entreprendre que, quelques mois après sa mort, des amis, des élèves, des admirateurs de Galtier s'unirent pour former un Comité d'organisation en vue de l'érection d'un monument à sa mémoire.

Ils savaient, en effet, que si retiré que vécut Galtier, si modeste qu'il fut (il ignora toujours les principes et les méthodes d'un art aujourd'hui à son apogée, celui de la réclame), ses travaux, ses découvertes lui avaient valu dans les milieux scientifiques une notoriété justifiée et que, plus de trente générations d'élèves de cette Ecole avaient gardé un souvenir reconnaissant et du professeur et de l'homme. Il n'est nullement téméraire d'affirmer, et j'en suis heureux pour la mémoire de celui que nous glorifions aujourd'hui, que parmi les souscriptions recueillies, nombre d'entre elles sont autant une manifestation d'affectueuse reconnaissance pour le professeur qu'un témoignage d'admiration pour le savant.

Nos espérances étaient fondées : à l'étranger comme en France, notre appel reçut le plus bienveillant accueil; le Comité a l'intime satisfaction de voir aujourd'hui sa tâche réalisée. Sa joie serait sans mélange si cette cérémonie, et les belles fêtes professionnelles au milieu desquelles elle se déroule, ne nous rappelaient, trop cruellement, hélas ! qu'après nous avoir pris Galtier, la fatalité nous a infligé l'irréparable perte d'Arloing, ravi prématurément à la science et au pays.

Initiateur et premier artisan de cette grandiose manifestation vétérinaire internationale qui aurait été son apothéose, c'est Arloing, qui, comme président de notre Comité d'organisation, vous aurait rappelé ce que furent la vie et l'œuvre de Galtier.

En me confiant la mission de prendre, en son nom, la parole devant vous, le Comité s'est souvenu, et je le remercie sincèrement de cette délicate attention, que pendant sept années, j'avais été son collaborateur intime et dévoué. D'autres, sans doute, pourraient le faire avec plus d'autorité, plus de talent, aucun avec plus de conviction et de cœur.

J'adresse nos bien sincères remerciements à tous les souscripteurs dont l'obole nous a permis de mener à bien l'édification du monument, à M. Prost, l'artiste qui a conçu et exécuté l'œuvre que vous jugerez dans un instant, qui a mis en étroite collaboration son talent de statuaire et son cœur d'ami pour nous donner le maître avec sa physionomie bien spéciale : ce grand front taillé à pic sur de grands yeux profonds et doux, ce bon sourire sous la moustache drue.

Je vous remercie tout particulièrement, Monsieur l'inspecteur général Chauveau, d'avoir bien voulu revenir dans cette Ecole où vous attachent tant de souvenirs, rehausser par votre présence l'éclat de cette cérémonie. Je vous prie d'être notre interprète auprès de M. le Ministre de l'Agriculture, que vous représentez ici, pour lui exprimer toute notre gratitude, toute notre reconnaissance du témoignage d'estime qu'il donne à la mémoire de Galtier et tous nos remerciements pour avoir bien voulu permettre que ce monument fût érigé dans cette Ecole qu'il a tant aimée et dont il fut une des gloires les plus pures.

Au nom du Comité d'organisation, j'ai l'honneur de remettre ce monument à M. le professeur Faure, directeur de l'Ecole Vétérinaire de Lyon. Il sera pour les générations futures l'exemple de ce que peuvent donner l'intelligence et le travail quand bien même la fortune refuse ses douceurs et la destinée ses sourires. Qu'il me soit permis de retracer devant vous cette carrière si bien remplie.

Galtier (Pierre-Victor) naquit de parents cultivateurs, à Langogne, petite ville de la Lozère, le 15 octobre 1846. Sa plus tendre enfance fut déjà attristée par les difficultés matérielles au milieu desquelles se débattaient ses parents, par suite de l'effritement du patrimoine familial.

Doué d'une intelligence précoce et vive, d'une ardeur au travail remarquable, les siens n'hésitèrent pas à s'imposer tous les sacrifices pour lui permettre de poursuivre ses études secondaires, qui, commencées au collège de Mende, vont se terminer à la Chapelle-Saint-Mesmin (Loiret), dans la maison d'éducation, célèbre alors, de l'évêque Dupanloup.

Reçu bachelier ès lettres, son goût, sa tournure d'esprit lui faisaient désirer de poursuivre ses études : mais, à cette époque, l'intelligence et le travail ne suffisaient pas encore, à eux seuls, à ouvrir toutes grandes les portes de l'enseignement supérieur. Une tante mettant généreusement à sa disposition les ressources nécessaires, il choisit alors la carrière de l'enregistrement.

Sans aucun doute, il eût fait un fonctionnaire scrupuleusement honnête et foncièrement dévoué, mais la science et la profession vétérinaire y eussent certainement perdu, si la mort prématurée de sa bienfaitrice, entraînant avec elle les moyens financiers escomptés, n'avait pas obligé Galtier à abandonner ses projets.

Si riche soit-il d'instruction et d'énergie, il lui faut vivre. Il accepte alors les fonctions de maître d'études au collège de Marvéjols, qu'il ne cessera que pour entrer dans cette Ecole, à vingt-deux ans, c'est-à-dire à l'âge où l'on en sortait habituellement, mûri déjà par les difficultés de la vie. Le concours d'admission le place à la tête de sa promotion et pendant ses quatre années d'études, il ne cesse d'occuper le premier rang et de remporter les premiers prix.

Alors qu'à la plupart d'entre nous, sinon à tous, ces années d'études laissent un souvenir d'autant plus agréable qu'elles s'enfoncent plus avant dans le passé, elles furent pour Galtier les années les plus pénibles de sa vie. Le règlement de l'Ecole était formel. Chaque élève devait être pourvu des livres et instruments réglementairement prescrits. Or il ne peut faire face à cette obligation. Son département d'origine, dont il est boursier, n'acquitte que les frais de pension ; il n'existait pas alors d'Association amicale susceptible de venir en aide aux courageux déshérités de la vie, et les faibles ressources qu'il se procure en donnant des répétitions aux fils de M. Rodet, directeur de l'Ecole, et du surveillant en chef, ne suffisent pas à parer à toutes les nécessités. Il dut subir de ce fait, et il le fit sans murmurer mais cruellement meurtri, les sanctions disciplinaires, comme s'il eût été un révolté.

Les heures de liberté, il voit ses camarades les donner avec enthousiasme aux plaisirs de la jeunesse. Malgré les instances d'amis sincères et dévoués, il refuse obstinément d'y participer sous prétexte qu'il ne peut prendre sa part des charges. Dignité admirable mais exagérée, scrupule respectable mais excessif, quand on sait que les solides amitiés qui se nouent durant ces années de vie commune aboutissent aussi facilement au partage du porte-monnaie qu'à l'union intime des cœurs. C'est au travail ou à de solitaires promenades qu'il consacre ses loisirs.

Il ne connut, malgré tout, jamais le découragement. Sa ferme volonté, son énergie eurent raison de tous les obstacles, mais les difficultés de ses débuts pesèrent sur lui toute sa vie et laissèrent sur son visage les empreintes des préoccupations et de la tristesse de sa jeunesse.

En juillet 1873, il est diplômé. Ses brillantes études, ses rares qualités lui ont acquis l'estime et la bienveillance de ses maîtres, mais, faute d'une vacance, il ne put, quel qu'en fût son vif désir, rester dans l'enseignement. Sur la recommandation de Tabourin, il devient le collaborateur, puis le gendre de Delorme, vétérinaire à Arles, praticien des plus distingués. Il connaît enfin des jours heureux, il a retrouvé un foyer familial dont il a été si longtemps privé et, dans l'importante clientèle de son beau-père, il peut donner libre cours à son inlassable activité. Ses absorbantes occupations ne l'empêchent pas cependant de suivre le mouvement scientifique et de publier, notamment en matière de jurisprudence, quelques articles marqués au coin du plus pur bon sens et de la plus saine équité. « Néanmoins, il rêve toujours d'une situation où il pourra consacrer plus de temps au travail intellectuel, à la méditation et au progrès de la science. »

Les circonstances lui en fournirent bientôt l'occasion. En juillet 1876, trois ans après sa sortie, il rentre, après concours, à l'Ecole de Lyon en qualité de chef de service, auprès du professeur Saint-Cyr, à la chaire de pathologie interne, de clinique et d'anatomie pathologique. Pour cette dernière matière, dont il pressent l'importance future, l'homme de devoir qu'il est se sent insuffisamment armé pour faire un enseignement profitable. Aussi et ce trait, qu'il renouvellera quelques années plus tard, laisse deviner ce que sera le professeur), avec l'agrément de ses maîtres et de l'Administration de l'Agriculture, il va passer six mois à Paris, au laboratoire de Ranvier, pour étudier l'histologie, laissant, quoi qu'il lui en coûte, son foyer familial qu'égayait déjà le sourire d'un jeune enfant.

Il venait de reprendre ses fonctions, lorsqu'un changement important dans la répartition des matières de l'enseignement vétérinaire l'orienta tout à coup vers la voie qu'il ne devait plus quitter.

On était alors en pleine épopée pasteurienne. Apôtre enthousiaste des idées nouvelles, Henri Bouley, inspecteur général des Ecoles Vétérinaires, prévoyant l'essor qu'allaient prendre la pathologie des maladies contagieuses et la législation sanitaire, obtint, en 1878, la création de cette chaire dans chacune de nos Ecoles. Galtier, après un brillant concours, fut désigné pour celle de Lyon qu'il occupa pendant trente ans.

Dès lors, il va pouvoir s'adonner, sans répit, à ses travaux de laboratoire et à son enseignement. Pour ses débuts, au mépris des dangers auxquels il s'expose journellement, lui et ses élèves de laboratoire (dois-je rappeler que l'un de ceux-ci, Bonnefoy, succomba à la morve en 1881 et que lui-même dut subir le traitement antirabique), il entreprend une série de recherches sur deux maladies extrêmement redoutables : la rage et la morve. Dans ce domaine, il réalise rapidement les importantes découvertes qui vont attirer sur lui l'attention du monde savant et qui, à elles seules, suffiraient à sa gloire.

Dès 1879, et le premier, Galtier fait connaître les particularités de l'évolution de la rage inoculée au lapin et montre tout le profit que l'on peut tirer de cet animal réactif, facilement maniable, peu coûteux, d'un entretien commode et dont, surtout, la faible durée de la période d'incubation permet de multiplier les expériences.

En 1881, avant Pasteur, il établit qu'on peut immuniser contre la rage en démontrant que l'injection intra-veineuse de salive virulente chez le mouton non seulement ne donne pas la rage à cet animal, mais le met à l'abri des effets nocifs d'une morsure ou d'une inoculation même préalable.

Cette même année, il étudie les suites de l'inoculation de la morve au chien et montre le rôle que peut jouer cet animal dans le diagnostic expérimental de la morve.

Pour juger équitablement la haute importance de ces découvertes, il faut se reporter à l'état de nos connaissances scientifiques lors de leur publication. Comme l'a dit Arloing, « sans elles, peut-être, attendrions-nous encore des conquêtes dont l'humanité bénéficie depuis longtemps ». Pour en apprécier tout le mérite, il faut connaître les conditions matérielles dans lesquelles elles ont été obtenues. Le laboratoire du jeune professeur est une installation provisoire au premier étage de l'aile droite du bâtiment fermant la cour de clinique en bordure du quai. Deux pièces exiguës et mal éclairées, que ceux de ma génération ont vues converties en appartement, sont mises à sa disposition ; il s'y entasse avec ses élèves et ses animaux d'expérience.

Non seulement l'installation matérielle est rudimentaire, mais les ressources financières indispensables pour acheter des sujets d'expérience et les entretenir sont plus que limitées. Aucune difficulté ne rebute Galtier.

Ses travaux sur la rage du lapin furent, comme on l'a

excellemment dit, « la préface de l'étude expérimentale de la rage ». Ils servirent de point de départ à de multiples recherches, notamment à celles de Pasteur et de ses élèves qui aboutirent, quelques années plus tard, à la mémorable découverte du traitement antirabique chez l'homme. L'enthousiasme universel que celle-ci souleva et qui fit plus pour la popularité de Pasteur que tous ses autres travaux eut pour conséquence de laisser quelque peu dans l'ombre l'œuvre de Galtier. Avec sa nature sensible, il en souffrit cruellement toute sa vie ; il se crut méconnu, victime d'un ostracisme immérité. Que de fois, je l'entendis se plaindre que Pasteur et d'autres expérimentateurs semblèrent, ou voulurent, ignorer le rôle joué dans les découvertes ultérieures par ses premiers travaux sur la rage. Il est certain que sa découverte de l'immunisation antirabique eût pu être pour sa gloire scientifique un solide piédestal si sa modestie, son esprit craintif replié en lui-même ne l'avaient empêché d'y monter. L'Histoire lui a rendu justice et l'y place aujourd'hui.

Là ne se bornent pas ses travaux. Durant toute sa carrière, il ne cessera ses recherches de laboratoire, abordant les sujets les plus divers. Il serait trop long de les énumérer tous. Publiant au fur et à mesure les résultats acquis avec leurs conséquences pratiques, il étudie pour divers agents pathogènes, tels que ceux de la rage, de la morve, de la clavelée, des affections charbonneuses, de la tuberculose, la virulence des produits organiques du sujet atteint, les modes de pénétration et d'absorption du virus, sa résistance aux influences extérieures et aux antiseptiques, le rôle des associations microbiennes tout en se livrant à divers essais d'immunisation et de traitement. Il apporte sa contribution à nos connaissances sur l'hématurie bovine, l'avortement épizootique, les pneumo-entérites ou septicémies hémorragiques devenues depuis les pasteurelloses et au sujet desquelles la science est encore loin d'avoir dit son dernier mot. Il étudie la pneumo-entérite des fourrages, premier jalon d'une étude plus vaste, qu'il rêvait d'entreprendre un jour, celle de la flore bactérienne des fourrages.

L'Administration de l'Agriculture, qui appréciait sa haute valeur, lui confia à diverses reprises et à son entière satisfaction la mission d'étudier des épizooties mal définies exerçant leurs ravages dans différentes régions. C'est ainsi qu'il fut amené à nous faire connaître la pneumo-entérite du mouton qui décimait nos troupeaux dans les Alpes et la pleuro-pneumonie septique des veaux, ou courade, qui ravageait les étables de la Haute-Loire.

Plus qu'il ne le crut lui-même, les travaux de Galtier, rappelle un de ses biographes, « furent hautement appréciés de ses contemporains et maintes fois récompensés. Il reçut de l'Académie de Médecine, en 1887, le prix Barbier pour ses études sur la rage, et le prix Stanski, en 1892, pour son *Traité des Maladies contagieuses;* de l'Académie des Sciences, en 1888, le prix Bréant pour l'ensemble de ses travaux sur la rage. La Société nationale d'Agriculture lui décerna quatre fois sa médaille d'or et aussi le prix Behague, en 1890, pour son travail sur les pneumo-entérites. »

Il fut recherché par toutes les Sociétés médicales et agricoles de Lyon. Par modestie, il déclina obstinément l'honneur de les présider. L'Académie de Médecine, la Société centrale de Médecine vétérinaire se l'attachèrent au titre d'associé national, la Société nationale d'Agriculture en qualité de correspondant. Il fut un des membres les plus écoutés du Conseil départemental d'Hygiène du Rhône et de la Commission de contrôle de la Vaccine.

Le Gouvernement français lui décerna ses trois décorations. Il était officier de l'Instruction publique, commandeur du Mérite agricole, chevalier de la Légion d'honneur. En récompense de ses travaux, de son dévouement à l'agriculture, il allait être promu bientôt officier de la Légion d'honneur lorsque la mort le surprit.

Le professeur fut à la hauteur du savant. Si attrayantes et si absorbantes que furent ses recherches, elles n'occupèrent point toutes les ressources de son esprit et toute son activité. Il ne négligea jamais son enseignement, il s'y dévoua sans cesse. Sa chaire comprenait l'enseignement de la jurisprudence commerciale et de la médecine légale des animaux : il ne pouvait faire celui-ci avec toute sa portée dans l'état de ses connaissances juridiques. Il n'hésita pas, trois années durant il suivit les cours de la Faculté de Droit et se fit recevoir licencié en 1883. Avec son énorme puissance de travail, il entreprenait, en même temps, de combler l'insuffisance des livres classiques d'alors en livrant son enseignement à la publicité sous la forme d'ouvrages de bibliothèques ou de manuels dont le succès fut attesté par plusieurs éditions. C'est ainsi qu'en quelques années il publia son *Traité des Maladies contagieuses et de Police sanitaire*, son *Traité de Jurisprudence commerciale et de Médecine légale vétérinaire*, son *Manuel de Police sanitaire* et son *Manuel d'Inspection des viandes*.

Il affectionnait ses élèves qui jamais ne firent en vain appel à ses judicieux conseils. Foncièrement bon, il eut pour eux les indulgences les plus paternelles, mais jamais celles-ci ne furent guidées par la recherche d'une vaine popularité. Il était si heureux de la joie et du bonheur des autres. « Il a laissé parmi eux un souvenir attendri et tous ont voué un véritable culte à sa mémoire. »

Depuis le début de sa carrière professorale, on eût pu croire Galtier parfaitement heureux, il n'en fut rien. L'adversité qui avait frappé sa jeunesse ne le ménagea guère plus à l'âge mûr. S'il eut les joies d'une nombreuse famille, il eut tous les soucis matériels inhérents à l'éducation de sept enfants ; car si le laboratoire et l'enseignement lui conquirent la gloire, ils ne l'enrichirent pas. Il eût pu, et sans compromettre en quoi que ce soit sa dignité professorale, trouver ailleurs le moyen d'améliorer le sort des siens et d'assurer leur avenir ; il ne le voulut jamais. « Voyez-vous, me disait-il lorsque la conversation tombait sur ce terrain, je reconnais que pour les miens j'ai eu tort, mais si c'était à recommencer, je n'en changerais pour cela ni ma manière de voir ni ma manière de faire. » Des deuils successifs l'atteignirent : en 1894, il perdit deux filles chéries ; en 1900, c'est sa compagne des bons et mauvais jours, qui fut son réconfort aux heures douloureuses ; puis, en 1903, son fils cadet. Quelques années après, la mort vint encore décapiter le foyer de sa fille aînée et lui créer des responsabilités au moment où il avait le droit d'aspirer au repos.

Cette nature d'élite, forte, bien que d'une extrême sensibilité, solidement trempée, d'une intégrité absolue, d'une droiture poussée jusqu'au scrupule, n'eut jamais une minute de défaillance et fut en toute circonstance à la hauteur de sa tâche quelles qu'en fussent les difficultés.

Depuis quelques mois, et je le savais par la confidence qu'il m'en avait faite en me parlant de ses petits-enfants, il connaissait le mal qui, à la première atteinte, devait si brutalement l'emporter le 24 avril 1908, au retour d'une partie de pêche, sa distraction favorite.

Telles furent la vie et l'œuvre de Galtier. N'est-ce pas qu'elles légitiment notre admiration et justifient l'affectueux hommage que nous rendons aujourd'hui à sa mémoire ?

Et vous, jeunes élèves devant qui s'ouvre l'avenir, avec toutes ses espérances mais aussi ses désillusions, je vous donne cette carrière en exemple, méditez-la. Si pour vous, un jour, les heures douloureuses sonnent, si le découragement vous atteint, reportez votre pensée vers notre chère Ecole, songez à Galtier, vous trouverez dans son souvenir le réconfort, parce qu'il vous rappellera que le travail et l'honnêteté aidés par une ferme volonté surmontent toutes les douleurs, triomphent de tous les obstacles et procurent à la conscience la plus grande des satisfactions : celle du devoir accompli.

Ce discours provoque à diverses reprises les applaudissements de l'auditoire.

M. Alfred Faure, directeur de l'Ecole Nationale Vétérinaire de Lyon, prend ensuite la parole et dit :

Messieurs,

Comme directeur de l'Ecole Nationale Vétérinaire de Lyon et au nom de l'Etat, je reçois et j'accepte le monument que l'on vient d'inaugurer et qui m'est livré par le Comité.

Je m'incline très respectueusement devant le buste du professeur Galtier, notre ancien et savant collègue, dont la mémoire vivra parmi nous.

J'ai une autre mission à remplir : j'ai reçu hier de M. Babès, professeur de Bactériologie à Bucarest, la lettre suivante :

« Monsieur le Directeur,

« Je me permets de vous envoyer mon *Traité de la Rage* paru il y a quelques mois et dans lequel je cherche à rétablir le grand mérite de Galtier en ce qui concerne les nouvelles recherches sur la rage et surtout sur son *traitement*.

« Veuillez bien remettre, à l'occasion de l'inauguration du buste de Galtier, mon ouvrage à la famille du savant.

« Agréez, Monsieur le Directeur, l'expression de mes sentiments les plus distingués. V. BABÈS. »

Le livre de M. Babès porte la dédicace suivante :

« Dans cet ouvrage, l'auteur a cherché à rétablir les faits assurant à Galtier la place d'honneur qui lui est due dans la recherche et dans le traitement de la rage.

« Hommages à la famille du grand savant. »

M. Alfred FAURE remet le livre à la fille aînée de M. GALTIER.

M. CHAUVEAU reprend la parole et s'exprime ainsi :

Messieurs,

L'hommage qui vient d'être fait par M. Babès de son livre sur la rage a pour but d'établir vis-à-vis de tout le monde ici qu'il proclame les grands mérites d'initiateur de Galtier, en ce qui concerne particulièrement la découverte du premier moyen qui ait été indiqué dans la science pour vacciner contre les morsures de la rage.

Cette intervention me met dans la nécessité de dire que si, à un certain moment, le mérite de Galtier a été méconnu par ses contemporains, que s'il en a été profondément ému, même découragé, à l'aurore de ses recherches sur la rage, je me félicite d'avoir été, moi, le premier à l'encourager, alors qu'il pensait que d'une manière universelle, en France, on déniait sa découverte de la première inoculation préventive contre la rage.

A ce moment même, dans une séance solennelle de rentrée des Facultés, — je regrette que M. le Recteur ne soit pas là pour m'entendre, mais il y a son représentant, je tiens à proclamer hautement devant lui ce que j'ai fait, ce que j'ai dit, dans ce discours de rentrée qui m'était confié, en ma qualité de professeur à la Faculté de Médecine — j'ai hautement revendiqué pour Galtier le mérite de ses travaux. Je ne me prévaux pas d'avoir fait répandre la conviction dans le monde, et dans le monde qui nous entoure immédiatement et surtout dans le monde parisien, l'annonce de cette découverte. Galtier l'a su, il ne pouvait pas ne pas le savoir, et j'ai eu la grande joie et le grand plaisir de recevoir de cette nature fermée un témoignage de sa vive et profonde reconnaissance.

Je tenais, Messieurs, avant de lever cette séance, à faire entendre ces paroles. *(Vifs applaudissements.)*

La séance est levée.

HOMMAGE A ARLOING

Le cortège se forme aussitôt pour se rendre à l'amphithéâtre où va avoir lieu l'hommage au buste du professeur Arloing.

Comme la veille, le grand amphithéâtre est occupé par un très grand nombre d'invités étrangers ou français. La famille Arloing occupe une place réservée, avec quelques amis personnels.

Au milieu, face à la porte, le buste Arloing, œuvre remarquable du professeur P. Richer, se dresse sur un socle drapé de velours rouge et entouré de plantes vertes.

M. Chauveau, délégué du Ministre, préside. Il est entouré des mêmes personnages officiels que précédemment.

M. Chauveau prend la parole et prononce le discours suivant d'une voix forte, et l'émotion s'empare bientôt de l'assistance elle-même.

Discours de M. Chauveau

La célébration du tri-cinquantenaire de la fondation de l'Ecole Vétérinaire de Lyon comportait un hommage solennel à la mémoire d'Arloing, promoteur de cette grande et belle commémoration. On m'a fait l'honneur de me charger d'écrire cet hommage. Au moment de prendre la plume pour me mettre à l'œuvre, j'ai laissé aller ma pensée à la rétrospection du passé. J'y ai retrouvé, trente-six années en arrière, le souvenir d'une autre fête qui a été la lointaine amorce et comme le prélude de la mémorable manifestation d'hier.

Le 6 mai 1876, en effet, nous inaugurions le monument élevé, dans la cour d'honneur de l'Ecole, à la gloire de Claude Bourgelat, le créateur de l'Enseignement vétérinaire.

C'est H.-J.-A. Rodet, le directeur aussi profondément aimé qu'universellement respecté, auquel j'ai eu le grand honneur de succéder, qui avait préparé l'érection de ce monument. Il s'y était consacré corps et âme pendant plus de deux ans. A sa persévérance avisée et passionnée, tout à la fois, revenait, en entier, le succès de l'entreprise. Il n'a pas été donné d'en jouir à celui qui en avait été l'heureux artisan.

Rodet, atteint d'une maladie grave, disparaissait prématurément avant l'heure fixée pour l'inauguration de la statue de Bourgelat, que l'Ecole devait à son zèle et à ses efforts. Au moins l'existence de Rodet s'est-elle assez prolongée pour lui donner une dernière joie : celle de contempler cette statue dressée sur son piédestal, avant d'être couverte du voile qui la déroberait aux regards jusqu'au jour de la fête inaugurale.

C'est un autre directeur qui a été appelé à y présider. Le Destin a toujours de ces coups en réserve pour les vaillants qui se consacrent au bien public !

Rodet n'a pas été la première victime de ces injustices du sort et ne pouvait être la dernière. Comme son arrière-prédécesseur, Arloing n'a été qu'à la peine dans la tâche qu'il s'était si résolument imposée. L'honneur de procéder à la célébration du cent cinquantième anniversaire de la féconde création de Bourgelat lui a été impitoyablement refusé !

Arloing préparait la réalisation de cette fête depuis des années. Elle devait avoir lieu dans les premiers mois de 1912. Et dès le début de 1911, l'éminent organisateur avait à peu près fini d'en rassembler et d'en ordonner les différents éléments et les principaux rouages.

Son avance lui donne pleine et entière confiance. Il ne

doute plus que l'idée dont il a été l'ardent et tenace champion ne soit sûrement réalisée à brève échéance. Et voilà qu'au moment de toucher au but, Arloing s'effondre d'un seul coup, frappé brutalement par la mort imbécile et aveugle, le 23 mars, à 9 heures du matin !

La fête, retardée par les conséquences de ce funeste événement, s'est hier déroulée sans son promoteur ! Il n'était plus là pour recueillir les chaleureux applaudissements si légitimement dus à sa vigoureuse et intelligente initiative ! Nous avons l'immense et cruelle déception de ne pouvoir les adresser qu'à sa mémoire !

Ainsi, à trente-six ans de distance, la glorification de l'œuvre de Bourgelat aura été la fatale occasion du même déni de justice pour les deux directeurs de l'Ecole de Lyon qui ont été les initiateurs de cette glorification. La fortune, en cette conjecture, ne les a pas plus favorisés l'un que l'autre.

Arloing, dans sa campagne de propagande en faveur de la célébration du tri-cinquantenaire, a été tout simplement admirable.

Il avait à veiller à ce que l'Ecole, objet et siège de la future commémoration, se présentât aux yeux de ses invités sous son jour le plus favorable, tant dans l'ensemble que dans les détails de ses nombreux services. Surtout, il lui fallait s'appliquer au recrutement desdits invités, en ne perdant pas de vue que le monde entier, ayant profité de la création de Bourgelat, se trouvait ainsi intéressé à la célébration de son tri-cinquantenaire, tout autant que le pays où cette création avait été réalisée.

J'ai vu Arloing à l'œuvre dans presque toutes les démarches, extrêmement multipliées, auxquelles était attachée la réussite de son programme. Arloing s'était trouvé en présence de grandes difficultés, surtout celles que suscitait la question des dépenses nécessaires à l'exécution de ce programme. J'ai été véritablement émerveillé de la maëstria avec laquelle il a réussi à surmonter presque toutes ces difficultés.

On devait s'attendre à ce succès, étant donné la haute autorité qu'Arloing avait su conquérir dans tous les milieux où il avait à aller quérir ses ressources et ses coopérateurs.

Cette autorité était bien connue. Mais elle ne s'est peut-être pleinement révélée que dans le deuil général causé par la mort d'Arloing. C'est en sentant combien allait nous manquer l'influence de cette autorité que nous en avons mesuré toute la valeur, comme je le disais l'année dernière à Toulouse, à l'inauguration du monument de mon ami Laulanié.

« Arloing, ajoutais-je, était une de nos grandes forces et notre plus brillante parure. Partout il a su nous servir et nous faire honneur. Il y a toujours réussi, parce que l'homme était à la fois une belle et noble intelligence et un grand cœur, en même temps qu'un très aimable et très sûr caractère. L'étroite intimité qui nous unissait m'avait mis à même d'apprécier, mieux que tout autre, les rares et éminentes qualités d'Arloing. Elles se manifestaient du reste en toute circonstance, d'une manière à la fois si éclatante et si naturelle qu'elles n'échappaient à personne. Combien de fois en ai-je rencontré le témoignage dans les mots de condoléances qui m'ont été adressés à propos de la perte du grand ami tant regretté ! »

Est-il nécessaire de rien ajouter à ces lignes, pour expliquer l'heureuse influence de la participation d'Arloing à la préparation de la fête du tri-cinquantenaire ?

Pour la courte histoire de l'École de Lyon, que j'eus à esquisser en 1876, dans mon panégyrique de Bourgelat, à l'inauguration de son monument, j'avais eu la chance de pouvoir me documenter de la manière la plus avantageuse. Je m'étais d'autant plus appliqué à profiter de l'occasion, que la grande figure du créateur de la première École Vétérinaire m'avait toujours passionnément attiré et que la dépense de temps et de peine, consacrée à cette documentation, ne me rapportait que des joies.

En me renseignant, en effet, sur les éclatants mérites de Bourgelat, mon travail d'archiviste et de bibliographe m'en faisait connaître d'autres : ceux des hommes de science et de bien qui, après Bourgelat, avaient largement contribué à la conservation et au développement de son œuvre.

La liste en est intéressante. Aux premiers rangs, figuraient Rozier, le successeur immédiat de Bourgelat à la direction de l'École de Lyon, Bredin père, Bredin fils, Hénon, Lecoq,

Rodet. A cette méritante cohorte, il faudrait ajouter maintenant Arloing, dont l'intelligente et féconde activité dans les domaines, si divers, de l'administration, de l'enseignement, de la recherche scientifique, a tant fait pour la prospérité de l'Ecole de Lyon.

Mais le moment viendra bientôt où cette adjonction se fera triomphalement, dans la manifestation spéciale dont le nom, si honoré, d'Arloing sera l'objet le jour de l'inauguration du monument consacré à la perpétuation de sa mémoire.

Il conviendrait qu'aucune anticipation ne déflorât l'éclat qu'attend cet ultime et solennel témoignage admiratif. Au vieux maître d'Arloing cependant, le devoir en impose une, qui est doublement opportune.

En montrant comment la carrière et l'œuvre scientifique de son élève se rattachent directement aux idées maîtresses de Bourgelat, sur les rapports des deux médecines entre elles, cette intervention complètera l'hommage rendu hier à notre fondateur. Elle apportera, en plus, comme un puissant argument en faveur d'une des revendications les plus légitimes du monde vétérinaire français.

Dans la documentation où j'ai puisé les éléments de mon *Eloge* de Bourgelat, les *Règlements pour les Ecoles royales vétérinaires de France*, publiés par notre fondateur à l'apogée de sa renommée, tiennent une place particulièrement importante. Il n'est « pas une page de ce recueil qui ne porte l'empreinte d'un esprit supérieur, très puissamment organisé et qui ne donne la plus haute idée du savant et de l'homme », est-il dit dans cet *Eloge*.

« Le savant n'a pas eu la prétention de faire une science nouvelle. Il savait très bien qu'il n'y a qu'une seule médecine dont les deux branches, partant du même tronc, puisent aux mêmes sources les éléments de leur développement.

« Pour se mettre en état d'organiser son enseignement de la médecine des animaux, Bourgelat avait largement mis à contribution la médecine humaine ; il s'était fait aider dans son travail d'initiation personnelle par les membres du Collège de Chirurgie de Lyon, et surtout par le célèbre Pouteau, son ami. Il veut que la médecine vétérinaire rende à la médecine humaine ce que celle-ci a donné à celle-là. *Les portes des Ecoles* — c'est Bourgelat qui parle — ***seront sans cesse ouvertes à tous ceux qui, chargés par état de veiller à la conservation des hommes, auront acquis, par le nom qu'ils se seront fait, le droit d'y venir interroger la nature, chercher des analogies et vérifier des idées dont la confirmation ne peut qu'être utile à l'espèce humaine.***

« D'importants résultats ont été obtenus ainsi du temps même de Bourgelat. Il aime à citer, entre autres exemples, les nombreuses expériences faites par l'Ecole de Lyon, sous les yeux de Rast le fils, pour la *physiologie* du grand Haller. »

Ne sont-ce pas là, exposés en quelques lignes, les principes fondamentaux de la méthode expérimentale appliquée à la culture de la pathologie comparée ?

Le passage des *Règlements*, évoqué par moi, il y a trente-six ans, qui nous a fait connaître ces principes, méritait donc d'être reproduit ici. A l'exemple de son maître, qui s'est voué avec tant de persévérance aux progrès de la médecine expérimentale, Arloing s'est toujours laissé guider par les directions qui sont indiquées dans ce passage. Il a donc pu m'aider singulièrement à étendre la diffusion des principes de Bourgelat dans l'Ecole médicale lyonnaise. A cet emploi de ses précieuses aptitudes, il doit la plus grande part de ses succès et l'exceptionnelle rapidité de leur succession, son entrée à la Faculté des Sciences et à la Faculté de Médecine de l'Université de Lyon, puis son installation définitive dans la chaire de médecine expérimentale, quand mon transfert à Paris me mit dans la nécessité d'abandonner cette chaire.

Familiers avec les hommes et les choses de l'Enseignement médical et de l'Enseignement vétérinaire, nous nous trouvions donc, Arloing et moi, en bonne posture pour nous faire une opinion sur la question du doctorat en médecine vétérinaire. Résolue déjà, à l'entour de nous, de manière ou d'autre, cette question n'a pas encore trouvé sa solution en France. Elle y rencontre des résistances d'ordre divers. Que de fois nous avons eu à en constater la paradoxale étrangeté !

Pourquoi ces résistances ? nous demandions-nous, en songeant aux conditions respectives des deux enseignements.

Ils s'adressent, l'un et l'autre, à des élèves pourvus de la même instruction première, prouvée par la possession des mêmes diplômes. Et un examen d'entrée opère, parmi les candidats aux Ecoles Vétérinaires, la même sélection que le P. C. N. chez ceux des Ecoles de Médecine.

Et ces deux enseignements comportent exactement les mêmes programmes, dont le fond est constitué par les mêmes sciences médicales : anatomie, histologie, physiologie à l'état normal et à l'état pathologique, parasitologie et microbiologie pathogéniques, etc., enseignées au moyen des mêmes méthodes orales et des mêmes exercices.

Il s'est même rencontré que l'extension des travaux pratiques à l'universalité des enseignements qui en comportent a été réalisée, pour la première fois, dans les Écoles Vétérinaires. Un ministre de l'Instruction publique, Waddington, trouvait en 1876 l'occasion de le constater sur place et de s'en étonner. C'était au cours d'une visite aux Etablissements d'Enseignement supérieur de Lyon, dans lesquels il avait englobé l'Ecole Vétérinaire, dont le directeur recevait ses plus chaleureuses félicitations.

Enfin, qui oserait prétendre que les maîtres chargés d'enseigner ne sont pas, dans l'un des deux camps aussi bien que dans l'autre, à la hauteur de leur tâche?

J'ajoute, pour en finir avec cette comparaison, que la régularité entretenue par la tradition depuis Bourgelat, tant à l'égard des maîtres que des élèves, dans la discipline scolaire des Ecoles Vétérinaires, leur procure un rendement d'ensemble plus particulièrement favorable.

Aucune raison n'existe donc qui puisse justifier, en faveur des élèves de l'Enseignement médical, la possession exclusive du droit d'accession au titre de docteur. Il ne doit pas être difficile à l'Administration française de rendre ce titre également accessible aux adeptes de l'Enseignement vétérinaire.

Scientifiquement, il n'y a qu'une médecine, disait l'autre jour à Paris, en terminant son allocution à la séance d'ouverture du premier Congrès de pathologie comparée. M. le Ministre de l'Instruction publique Guist'hau. En citant ainsi ma formule favorite, il se ralliait à la manière de voir de Bourgelat, celle qu'Arloing et son maître immédiat avaient toujours professée.

C'était proclamer, à peu près explicitement, avec eux, qu'une sanction de même ordre doit être attachée aux études et aux épreuves des deux sortes d'étudiants médicaux.

Quand la question du doctorat vétérinaire sera examinée de nouveau par les pouvoirs publics, ce ne sera donc pas du côté du grand maître actuel des Universités de France, que pourront venir les résistances. L'équitable solution que recevra alors cette question réjouira les mânes d'Arloing et sera accueillie par nous tous comme la consécration de l'hommage que nous lui rendons aujourd'hui, pour reconnaître la grandeur de son rôle dans la préparation de la fête du tri-cinquantenaire de l'œuvre de Bourgelat.

A cette préparation, Arloing avait trouvé un grand plaisir. J'en avais naturellement pris ma part.

Arloing s'est trouvé, pour le service du pays, en contact avec plusieurs des hommes politiques qui ont fourni de fructueux efforts. Il a même collaboré avec l'un des ministres qui, dans le Cabinet actuel, se sont distingués par l'importance et l'éclat de leurs services.

Alors, et comme en toutes les autres circonstances de sa vie active, Arloing mettant en œuvre, dans sa sphère d'action, les solides qualités de son intelligence éprouvée et de son cœur si absolument sûr, a contribué, pour son propre compte, au graduel accroissement du prestige de la France. Avant d'être frappé à mort, Arloing avait eu le temps de voir cette ascension atteindre la belle hauteur où elle est parvenue. Ça été la récompense d'Arloing : son grand labeur la méritait bien ! Et son mérite, loin de s'estomper dans l'ombre et l'éloignement de la mort, ne cesse de s'accentuer aux yeux des gouvernants qui veillent au bien public. C'est leur honneur : ils ont droit à en être hautement félicités.

M. le Ministre de l'agriculture m'a fait participer à cet honneur, en me déléguant pour le remplacer à la présente partie de la fête du tri-cinquantenaire. Je lui en suis profondément reconnaissant. Ma gratitude ne lui sera pas suspecte. Il est aussi bien renseigné sur la très haute estime que je professais pour Arloing, que sur les liens de profonde et familiale amitié qui nous unissaient si étroitement l'un à l'autre.

Aucun de mes auditeurs ne s'étonnera qu'après cette dernière phrase, je ne veuille rien ajouter à l'hommage que j'avais à rendre à Arloing, dans la fête du tri-cinquantenaire de l'Ecole de Lyon.

Après ce discours, longuement applaudi, M. LYDTIN s'avance et dépose au pied du buste d'Arloing une superbe gerbe de laurier enrubanée et s'exprime ainsi :

Monsieur l'Inspecteur général,
Mesdames, Messieurs,

Un sort cruel a voulu qu'au lieu de te voir, cher Arloing, aujourd'hui parmi nous, principal acteur de la fête unique que tu as conçue en l'honneur de ton École, nous ne trouvions qu'un buste muet, mais qui nous rappelle les traits si nobles et si sympathiques du maître illustre et du savant fertile qui fut, avec les Pasteur, Robert Koch et Chauveau, le membre d'honneur de nos Congrès internationaux et notre Vice-Président tant regretté.

Ton exemple et ton œuvre sont le trésor précieux que nous et ceux qui nous suivent garderons religieusement à tout jamais !

Après un morceau de musique, la séance est levée, et les assistants se retirent, emportant un souvenir ému de cette belle cérémonie, qui a été ce que ses organisateurs voulaient qu'elle fût : un hommage solennel à la mémoire d'Arloing.

BANQUET PAR SOUSCRIPTION

Le Banquet par souscription, prévu par le programme, a eu lieu à la Croix-Rousse, dans un local spacieux et bien disposé ; 423 convives s'y sont trouvés réunis.

M. CHAUVEAU, délégué du Ministre de l'Agriculture, présidait, entouré des délégués étrangers et des personnages officiels.

Au dessert, M. CHAUVEAU prend le premier la parole :

Toast de M. Chauveau

Je suis heureux que la grande fatigue imposée, tout à l'heure, à mes cordes vocales, en ce moment bien fragiles, ne m'empêche pas, comme j'en avais la crainte, de faire entendre moi-même le salut que notre réunion doit au premier serviteur du pays, le Président de la République Française, M. Fallières.

Ce sera peut-être la dernière fois que nous aurons l'occasion d'adresser, au chef actuel du Gouvernement, l'hommage de nos plus chaleureuses acclamations. Ne la laissons pas échapper.

Comme citoyens français, nous lui devons cet hommage. Mais M. Fallières a des titres spéciaux au respect de la famille vétérinaire. Il la connaît bien, pour l'avoir vue de très près à l'œuvre.

Je ne me rappelle jamais sans émotion l'intérêt sympathique qu'il lui témoignait, en me parlant, un jour, de la carrière professionnelle d'un de ses oncles, diplômé avant 1830, qui avait été l'un des vétérinaires praticiens les plus honorables et les plus estimés du département de Lot-et-Garonne.

Mais je me souviens surtout du récit qu'il m'avait fait, un autre jour, de l'apparition d'Arloing à la tribune du Sénat, en qualité de Commissaire du Gouvernement, pour la discussion d'une question concernant le Service des épizooties. M. Fallières présidait alors la Haute Assemblée du Parlement. Bien placé pour juger de l'effet de l'intervention du *debater* improvisé, il m'en racontait le grand succès, en termes admiratifs, qui firent bondir mon vieux cœur de joie orgueilleuse.

Personne n'apprécie plus favorablement que M. le Président de la République la valeur des services du Corps vétérinaire et l'importance de son rôle dans les domaines de l'économie rurale et de l'hygiène sociale.

Personne ne se rend mieux compte de la grande part que les chercheurs de ce milieu laborieux prennent aux progrès de la science générale.

Est il besoin d'ajouter que M. le Président de la République s'est toujours empressé de témoigner, par ses actes, du chaleureux intérêt qu'il porte aux hommes et aux choses de la médecine vétérinaire?

C'est donc bien à double titre que, dans la fête instituée pour commémorer la fondation de l'Ecole de Lyon et la création de l'Enseignement vétérinaire, le nom de M. le Président de la République appelle nos acclamations reconnaissantes.

Tous ici, nationaux et étrangers, dans un unanime élan, levons nos verres en l'honneur de M. Fallières, président de la République Française.

M. Rault, Préfet du Rhône, lui succède et prononce le discours suivant :

Discours de M. Rault
Préfet du Rhône.

Mesdames, Messieurs,

Le Préfet du Rhône que, dans un sentiment de loyalisme républicain dont il vous exprime sa profonde gratitude, vous avez bien voulu convier aux diverses cérémonies organisées pour les fêtes du cent-cinquantenaire de l'Ecole Nationale Vétérinaire de Lyon, a été heureux de répondre à votre appel et de se joindre au cortège d'hommes éminents, de savants réputés venus apporter à l'œuvre de Bourgelat le témoignage de leur admiration et de leur reconnaissance.

Des personnalités particulièrement autorisées vous ont relaté hier et ce matin avec autant d'exactitude que d'érudition l'histoire de cette Ecole et rappelé avec une juste fierté le rôle brillant que nombre de ses maîtres et élèves ont joué depuis plus d'un siècle pour le développement de la science et la protection de la santé publique.

Après avoir applaudi à ce passé rempli de grandeur et m'être intimement associé aux vœux qu'avec une foi ardente et l'espérance dans ses destinées des hommes chers à l'Ecole ont formé pour son avenir, je me suis bien volontiers assis à ce banquet à côté de ces professeurs d'élite, l'honneur de l'établissement, de ses anciens élèves, de ces praticiens réputés accourus de toutes parts pour se joindre aux étudiants, l'espoir de demain, tous confondus autour de ces tables dans un pieux souvenir et dans une pensée de cordiale camaraderie. *(Applaudissements.)*

Cette cérémonie, que nous avons tenu à entourer de solennité, n'est pas seulement l'apothéose d'une Ecole dont le lustre a contribué dans une large mesure au renom de notre grande et laborieuse cité ; elle est aussi la fête du corps médical vétérinaire tout entier, et j'ai d'autant plus de titres à m'y associer que l'œuvre législative d'hygiène publique et sociale accomplie ces dernières années crée entre les vétérinaires et l'administration préfectorale, devenus des collaborateurs de chaque jour, des obligations réciproques d'où découlent naturellement une mutuelle estime et une étroite solidarité. *(Applaudissements.)* Ce sera l'éternel honneur de la troisième République, après avoir pris toutes les mesures nécessaires pour protéger l'humanité contre les souffrances et la mort, d'avoir complété la législation d'assistance par les lois d'hygiène publique et, après avoir fait les lois sur la protection de la santé publique, d'avoir promulgué cette législation préventive que forment les lois sur la police sanitaire.

Au seuil de cette législation nouvelle, le Parlement a placé comme des sentinelles vigilantes les préfets et le corps médical vétérinaire avec une égale confiance dans le zèle et l'activité des uns, dans le dévouement et le désintéressement des autres pour veiller à son application et lui permettre de donner les résultats attendus. Tous nous mettrons notre honneur à justifier cette confiance et, puisque j'ai la bonne fortune de parler aujourd'hui devant un grand nombre de vétérinaires de mon département et de la région, qu'ils me permettent de leur dire ce que mes collègues et moi attendons d'eux.

Nous vous demandons, Messieurs, de ne jamais perdre de vue que vous n'êtes pas seulement des guérisseurs d'animaux, mais que surtout vous est confiée la défense de l'homme et de l'enfance contre les contagions de maladies par l'alimentation ; vous êtes chargés, d'autre part, de la protection du bétail et vous êtes ainsi les défenseurs d'une grande partie de la fortune nationale.

Chacun de vous, et je m'en félicite, parce que c'est une

règle administrative la plus équitable et la plus pratique, est vétérinaire sanitaire dans sa circonscription ; qu'il n'hésite jamais, quel que soit son souci de ménager sa clientèle, à signaler, dès leur apparition, les maladies contagieuses qui frappent les animaux et à provoquer les mesures prophylactiques nécessaire pour enrayer la marche de l'épidémie.

Inspecteurs des foires et marchés pour la tuerie de la viande de boucherie, vérificateurs du lait, vous êtes les agents les plus importants des services d'hygiène de l'homme. Entre vos mains est la santé du père et de la mère, la vie de l'enfant ; c'est à vous qu'il appartient d'assurer à vos concitoyens une nourriture saine et fortifiante ; à vous il appartient de les préserver de ces maladies qui, comme la tuberculose, se propagent le plus souvent des animaux à l'espèce humaine. Vous participez aussi dans une large mesure à l'accroissement de la fortune publique, puisque c'est de vos conseils et de votre autorité que dépendent la bonne tenue de l'étable, l'hygiène des animaux, l'amélioration des races ; en un mot, le progrès et le développement de notre élevage, source considérable de la richesse nationale.

Nous autres, administrateurs, nous devons vous assister et vous défendre. A nous de prendre sans hésiter toutes les mesures sanitaires qu'avec votre expérience, sous votre responsabilité, vous nous proposez ; il nous appartient de lutter sans relâche contre l'inertie et la résistance de certaines municipalités qui, effrayées par les lourdes charges budgétaires qu'elles entraînent, sont trop souvent disposées à abuser de tous les moyens dilatoires pour éluder les prescriptions des lois. *(Applaudissements.)*

Nous avons aussi le devoir étroit de nous préoccuper de la situation matérielle des praticiens dont nous réclamons le concours, d'user de notre influence et de notre autorité auprès des assemblées chargées de réglementer les services sanitaires d'hygiène pour qu'elles assurent aux vétérinaires, non pas ce qui serait impossible, la juste rémunération de leurs services, mais des indemnités suffisantes pour qu'ils ne soient pas lésés dans leurs intérêts par l'accomplissement de leurs devoirs professionnels. *(Applaudissements.)*

Nous devons, en outre, lorsque le choix des personnes

nous est réservé, écarter toutes préoccupations étrangères pour ne confier nos services sanitaires qu'à des praticiens qualifiés par leurs titres, leur expérience et leur talent. *(Vifs applaudissements.)*

Voilà, Messieurs, nos devoirs réciproques, et si j'ai la grande joie de constater que dans le Rhône vous remplissez fidèlement vos obligations, que grâce à votre zèle, à votre souci de l'application stricte des règlements, nous n'avons pas eu à déplorer les regrettables incidents qui se sont parfois produits ailleurs ; de mon côté, je suis heureux de vous dire en quelle estime je vous tiens et vous donner l'assurance que vous pouvez compter en toutes circonstances sur l'appui bienveillant et efficace de mon administration. *(Vifs applaudissements.)*

Pour mieux assurer cette collaboration nécessaire, laissez-moi, Messieurs les professeurs du département, avec la certitude d'être écouté, le précieux concours de l'Ecole Nationale vétérinaire de Lyon, de cette vaillante phalange de maîtres d'élite, particulièrement indiquée comme les conseils les plus autorisés de leurs confrères du département et de la région ; cette autorité, faite de leur science professionnelle et de la renommée de leur succès, s'exercera surtout avec fruit sur ces élèves que vous avez eu l'heureuse pensée d'associer à ces fêtes comme un trait d'union entre un passé glorieux et un avenir semé des plus belles espérances *(applaudissements)* ; formés à votre école, modelés à votre science et à votre expérience, imbus de vos vertus professionnelles, ils marcheront sur vos traces et contribueront à leur tour à maintenir en France et à l'étranger le glorieux renom de l'antique Ecole Vétérinaire de Lyon. *(Vifs applaudissements.)*

Mesdames, Messieurs,

Je ne saurais m'asseoir sans saluer, en ma qualité de représentant du gouvernement de la République, dans une pensée de respect et de profonde gratitude, nos hôtes éminents, les savants étrangers accourus de tous les coins du monde sous l'égide de la science et dans une communion intime d'idées et de sentiments pour consacrer l'œuvre de Bourgelat, restée à travers les siècles digne de son glorieux passé. *(Applaudissements.)*

A leur côté, j'ai l'honneur de saluer aussi ces femmes distinguées, collaboratrices discrètes de leur vie laborieuse, empressées, malgré les distances et la perspective de discours sévères, à accompagner leurs maris à cette fête de la science *(applaudissements)* et que Mme Faure, à laquelle j'adresse ma respectueuse gratitude pour son aimable accueil, a eu la bonne pensée d'entourer, pour leur faire cortège, d'une élite de dames lyonnaises, heureuses de leur affirmer en même temps que leur sympathie leur communauté d'intelligence et de cœur. *(Vifs applaudissements.)*

Je salue enfin avec une légitime fierté le savant vénéré, une des gloires de cette Ecole où toujours est vivant son souvenir, le maître Chauveau, délégué par M. le Ministre de l'Agriculture pour présider ce banquet et que j'ai le très grand honneur d'assister.

Je réunis le passé et l'avenir de notre chère Ecole en associant dans un même toast d'espoir et de gratitude l'ancien directeur, M. le professeur Chauveau, et l'homme distingué entre les mains duquel sont confiées ses destinées, M. Alfred Faure. *(Salves répétées d'applaudissements ; un ban se fait entendre.)*

M. Cazeneuve prend ensuite la parole.

Discours de M. Cazeneuve

Mesdames, Messieurs,

Si je me laissais suggestionner par le cadre qui nous entoure, je serais presque tenté de débiter ici un monologue. Le sujet en serait vite trouvé : les difficultés d'un toast devant une assemblée d'élite qui unit l'élégance et la grâce à la valeur intellectuelle. *(Très bien.)*

Mais tranquillisez-vous.

Comme parlementaire, comme Lyonnais déjà vieux — ce que je regrette — comme président du Conseil général du Rhône, assemblée qui s'intéresse tant à la science vétérinaire et qui l'exploite, je vous dois quelques paroles très brèves.

Un homme d'esprit, qui fut en même temps un bon observateur, disait fort justement, qu'en fait d'idées générales ou de vérités de tout ordre, tout a été dit ou se redit.

Vraiment, Mesdames, Messieurs, je serais tenté de redire ce qui a été dit et si bien dit, si éloquemment dit hier et encore ce matin. Je reprends la même thèse, je me bornerai à quelques souvenirs personnels et amicaux à l'endroit de celui dont on a honoré ce matin la mémoire.

Arloing, a-t-on dit, préparait de longue main cette grande manifestation à l'occasion de la fête du Cent-cinquantenaire de l'Ecole Nationale Vétérinaire de Lyon. Il vint un jour me trouver et me dit : « Mon cher ami, il faut que vous m'aidiez. — Arloing, lui dis-je, je veux bien vous rendre un modeste service. »

Nous sommes allés ensemble aux Beaux-Arts. Je fus d'abord surpris : qu'est-ce que les Beaux-Arts peuvent avoir à faire à propos de l'Ecole Nationale Vétérinaire de Lyon? J'appris par Arloing que les Beaux-Arts sont chargés de l'entretien des bâtiments des Ecoles Vétérinaires de France. Arloing voulait qu'après les mémorables travaux accomplis au cours de ces dernières années, l'Ecole de Lyon se présentât comme un modèle, comme une Ecole riche de gloire et qui veut que, dans l'avenir, ses découvertes se poursuivent avec un outillage à la hauteur de la science elle-même.

Tout à l'heure, mon excellent ami Alfred Faure, dont on a à juste titre vanté l'administration dévouée, me disait qu'il y avait encore beaucoup à faire.

Mesdames, Messieurs, c'est encore un devoir que nous poursuivrons et je ferais appel au bon concours, non seulement des parlementaires du Rhône, mais de nos amis Viseur et Darbot, sans compter nos excellents amis députés, comme celui de la Haute-Saône, M. Ragaly. On critique les parlementaires, ils vous prouvent qu'ils peuvent rendre de grands services aux écoles où ils ont appris beaucoup, qu'ils aiment et dont ils veulent que les traditions françaises se poursuivent glorieuses dans l'intérêt de la patrie. *(Vifs applaudissements.)*

Mesdames, Messieurs, Arloing avait pour moi des qualités surprenantes et je me suis demandé moi-même, jeune agrégé de la Faculté de Médecine, il y a trente-cinq ans bientôt, vivant avec le grand Chauveau, professeur dans tout l'éclat d'une renommée qui avait franchi les frontières, je me suis demandé si Arloing, à son contact, n'avait pas gagné ces qualités si précieuses et si remarquables.

Parmi les écrits d'Arloing, je me souviens encore de ce volume, un livre que tout le monde peut lire, les dames elles-même, sur la Lumière et les Microbes, avec quel soin Arloing se préoccupait de rendre à chacun la part qui lui était due. Il donnait simplement satisfaction à sa conscience. Quand on est juste, comme Arloing, on est forcément bon. C'est à cette bonté que je tiens à rendre hommage aujourd'hui. *(Applaudissements.)*

Je lève mon verre à la mémoire de cet homme fidèle, de cet esprit délicat et distingué, à ce grand savant, dont les Lyonnais garderont le souvenir.

Je lève mon verre au nouveau Directeur de notre Ecole Vétérinaire, qui aime la science et fera tous ses efforts pour que nos laboratoires soient outillés et poursuivent les découvertes qui ont illustré la grande ville de Lyon; je lève mon verre à la prospérité de notre Ecole Vétérinaire, dont nous apprécions dans le département, comme M. le Préfet le faisait ressortir, toute la valeur.

Messieurs, sans nous flatter, le Rhône est certainement le département de France où on a eu le plus à cœur de tirer profit de toutes les ressources de la science vétérinaire. Nous avons créé des services vétérinaires départementaux que nous voulons encore améliorer. Nos cultivateurs du Beaujolais croient aujourd'hui aux vétérinaires; autrefois, ils croyaient seulement aux sorciers. Aujourd'hui, ils commencent à croire à la science; c'est le rayonnement de votre Ecole qui pénètre dans nos campagnes.

C'est à la gloire de la grande Ecole Vétérinaire de Lyon que je lève mon verre, c'est aussi à ces savants étrangers qui sont aussi nos amis et qu'on n'a pas encore assez loués de s'être dérangés pour venir apporter, en cette fête, des paroles si cordiales. Aujourd'hui, je vais redire ce que disait notre ami Herriot hier : nous voyons là le symbole de cette union fraternelle des peuples entre eux, mais ce n'est encore que l'élite qui s'unit cordialement dans ces Congrès internationaux, dans ces fêtes de la science, mais si des sentiments si nobles, si les sentiments de paix ne pénètrent pas encore dans les couches profondes, s'ils ne sont pas encore assez forts pour chasser la nuit et les passions sauvages qui sont dans le cœur des hommes, c'est affaire de temps, vous serez précisément les collaborateurs de cette éducation populaire qui fera que le peuple de demain sera meilleur qu'aujourd'hui et meilleur que dans le passé. *(Vifs applaudissements.)*

Discours de M. Darbot

M. Darbot, sénateur, ancien président de la Fédération des Associations et Sociétés vétérinaires de France, prend la parole. Il rappelle qu'il est un ancien élève de cette Ecole de Lyon dont les maîtres distingués ont laissé un souvenir impérissable dans sa mémoire. Il n'oubliera jamais au parlement ses origines et, dans l'avenir comme dans le passé, il fera tous ses efforts pour aider à l'évolution de nos Ecoles Vétérinaires et au progrès de la profession.

Il porte un toast à la prospérité de sa vieille Ecole de Lyon, à ses succès et à ses maîtres dévoués.

Discours de M. Edouard Herriot

Maire de Lyon.

Mesdames, Messieurs,

J'ai déjà eu hier soir, dans le cadre de votre veille Ecole Vétérinaire, l'occasion de rendre hommage aux mérites de votre profession et d'apporter le témoignage de reconnaissance de la ville de Lyon, non seulement à l'illustre ancêtre qui a fondé cette institution, mais encore à ceux qui, à travers les siècles ont maintenu et développé sa réputation. Ce matin, j'ai demandé à notre respecté président Chauveau l'autorisation de garder le silence, car enfin, ce n'est pas une raison parce que nous fêtons un cent cinquantenaire pour qu'on vous fasse entendre cent cinquante discours *(rires)*, mais M. Chauveau me l'a refusée et j'ai déféré à son ordre pour lui prouver au moins le respect que j'ai pour lui.

Je voudrais, avant de me séparer de lui, dire devant vous que si votre fête, hier et aujourd'hui, m'a rappelé le centenaire de l'Ecole où j'ai été moi-même élève, de l'Ecole Normale supérieure, en vivant pendant quelques heures près du maître illustre que vous vénérez, je me suis rappelé, et cela a été pour moi une obsession, que j'ai passé les années les plus studieuses de ma jeunesse dans le voisinage et dans l'ombre de cet autre génie qui s'appelait Pasteur. De la même façon que ma pensée associait votre Ecole à la mienne, je ne pouvais pas me refuser à laisser s'établir dans mon esprit une comparaison qui y venait naturellement entre Chauveau et Pasteur. (*Vifs applaudissements.*)

J'ai accepté aussi, Messieurs, parce que cette circonstance me permet d'associer, aux paroles qu'a prononcées tout à l'heure M. le Préfet du Rhône, le témoignage de notre reconnaissance et de notre respect pour les dames qui ont aidé à l'éclat de cette cérémonie et, en particulier, pour Mme Faure qui, toujours dévouée aux œuvres d'intérêt général, constamment bonne, en particulier pour tout ce qui touche aux intérêts de la ville de Lyon, n'a ménagé ni ses efforts, ni sa grâce pour assurer la réussite de la fête dont nous goûtons aujourd'hui tout le charme. (*Vifs applaudissements.*)

Et puis, je savais que ce matin j'aurais le plaisir de me trouver en présence du plus grand nombre des vétérinaires de France et de ce département.

Messieurs, je vous adresse à mon tour le salut de l'Administration que je représente. Tout à l'heure, M. le Préfet du Rhône, dans son discours si clair, si lumineux, si français, a dit, et vous l'avez applaudi, un peu de mal en passant de ces pauvres administrations municipales avec lesquelles vous avez constamment affaire. C'est pour elles que je voudrais plaider si je ne me rappelais qu'il faut, avant tout, être court. Je me suis laissé dire que le mérite du chirurgien était, avant tout, dans la rapidité avant que l'on ait inventé l'anesthésie ; il en est de même pour les orateurs. Mais je crois que M. le Préfet a été un peu injuste. Les pauvres maires, il faut bien les plaindre : d'abord, ils n'ont pas, et bientôt ils vont être les seuls, la ressource de se syndiquer. (*Rires.*) Ils sont exposés individuellement à tant d'obligations et de menaces qu'il ne faut pas leur en vouloir si quelquefois ils plient sous le fardeau. A vrai dire, Messieurs, le savez-vous, on leur a créé depuis quelques années tant de devoirs nouveaux, tant d'obligations nouvelles, qu'ils en sont encore un peu étonnés ; c'est à vous que je demande, à vous qui êtes dans les campagnes les représentants de la science, de bien vouloir consentir à vous faire leurs éducateurs. La République a déjà réalisé une œuvre remarquable dans l'ordre de l'hygiène sociale, et permettez-moi de vous le dire, vous avez bien raison de lui être reconnaissants parce que c'est bien elle qui a relevé votre profession au niveau où elle est aujourd'hui. (*Vifs applaudissements.*) C'est la République qui continuera à la relever, mais tant de poids sont brusquement imposés à nous que nous avons besoin de votre collaboration cordiale et affectueuse. Il me semble que je suis autorisé par tous nos collègues à vous le demander en leur nom ; je suis sûr que vous nous accorderez ce concours et j'ose dire que mon exemple vous prouvera les sentiments de reconnaissance que nous éprouvons pour les services que vous nous avez rendus.

Demain, Messieurs, nous irons ensemble (je veux croire que vous serez aussi nombreux que possible) inaugurer le médaillon qu'un groupe d'amis, au premier rang desquels je trouve M. le colonel Aurregio et mes excellents vétérinaires municipaux, ont élevé à la mémoire d'un homme qui a été l'honneur de votre profession, le vétérinaire Leclerc (*vifs applaudissements*). J'évoque en ce moment son souvenir et le nom avec un ferme sentiment d'affection et de respect. J'ai tenu à ce que son médaillon fût inséré avant même l'inauguration du grand monument public, dans les parois de pierre de cet établissement, pour rappeler à tous ceux qui y entreront que, si cet homme a dû, en vertu de sa fonction, se montrer sévère pour les intérêts privés, il a cependant défendu l'intérêt général, et l'intérêt général doit le saluer avec reconnaissance et respect. (*Vifs applaudissements.*) Et pour aller à ce modeste monument, nous longerons Messieurs, une grande et nouvelle avenue de la ville ; quand il s'est agi de lui donner un nom, je n'ai pas hésité quant à moi, à lui donner le nom d'un homme qui n'avait été qu'un vétérinaire, mais qui l'avait été dans toute la force et la grandeur du terme, et qui, à ce titre, m'a paru devoir être particulièrement honoré.

Je vous prie de bien vouloir trouver dans cette indication la preuve des sentiments que je porte personnellement à votre corporation, et, si vous voulez bien accepter la collaboration cordiale que je vous offre pour l'avenir, je vous prie de m'en donner la preuve en acceptant de venir ce soir aussi nombreux et simplement que possible dans cet Hôtel de Ville qui sera heureux de vous recevoir. J'ai appris qu'un certain nombre d'entre vous ont considéré cette invitation comme une invitation solennelle et se retranchaient derrière la question d'étiquette et de protocole pour ne pas y venir. Messieurs, qu'aucune préoccupation du protocole ne vous retienne ; venez ce soir à l'Hôtel de Ville dans votre tenue la plus simple de voyageur, vous y serez reçu cordialement par un maire qui sera heureux de renouer avec vous des relations plus intimes ; je vous en prie. *(Vifs applaudissements.)*

Je vous demande de bien vouloir trouver, dans la cordialité avec laquelle nous nous préparons à vous recevoir à l'Hôtel de Ville, la preuve qu'un certain nombre de maires dont je suis ont compris les services que vous pouvez et devez rendre à l'hygiène publique. Je désire vous avoir pour collaborateurs ; je désire soit dans les Assemblées délibérantes, soit dans mon administration municipale, vous donner la preuve de ce sentiment, et si, les uns et les autres, dans cette réunion qu'on a provoquée en commémoration de la fondation de l'Ecole Vétérinaire, nous avons trouvé l'occasion d'affirmer la nécessité de cette entente, ce sera encore un nouveau service qu'aura rendu à la science et à la société la grande Ecole dont nous avons fêté ces jours-ci les origines et les fastes *(Salves répétés d'applaudissements ; un ban.)*

La parole est donné à M. Barrier, inspecteur général des Écoles Vétérinaires.

Toast de M. G. Barrier

Mesdames, Messieurs,

Bien qu'il ne soit pas d'usage que des fonctionnaires du cortège d'un Ministre ou de son représentant prennent la parole dans une solennité de ce genre, M. le directeur Eugène Roux, M. l'inspecteur général Leclainche et moi, avons pensé qu'il était permis à l'un de nous — et combien cet honneur me flatte ! — de déroger aujourd'hui à cette tradition en portant la santé du maître illustre qui préside ce banquet.

Acclamé partout où il paraît, M. l'inspecteur général Chauveau ne pouvait rencontrer d'occasion plus heureuse pour recevoir de la Vétérinaire mondiale l'hommage sincère de profonde affection et de légitime fierté qu'elle doit à celui des siens qui a porté si loin et si haut le bon renom de la science française.

M. Chauveau n'est-il pas né à la vie scientifique en cette vieille, vaillante et belle Cité lyonnaise qui, dans la littérature, les sciences, les arts, l'industrie, le barreau, la politique, l'armée... n'en est plus à compter ses grands hommes?

N'y a-t-il pas entrepris et mené à bien, durant quarante ans, en un laboratoire à jamais célèbre, qui servit de modèle à tant d'autres, de mémorables travaux sur l'anatomie, la physiologie, les virus?

L'École Vétérinaire, la Faculté de Médecine peuvent-elles oublier la vigoureuse impulsion qui fit entrer leur enseignement dans la voie féconde et sûre ouverte à la médecine par la méthode expérimentale?

C'est à Lyon que, sous ses yeux, se sont formés les meilleurs de ses élèves : Arloing qui — hélas ! — devrait le louer à ma place, Toussaint, Galtier et tant d'autres qu'il a vus successivement tomber devant lui, non pourtant sans avoir creusé à leur tour le sillon qu'il avait si profondément tracé.

C'est de M. Chauveau que date vraiment la transfiguration de l'École Vétérinaire, si brillamment continuée par Arloing, toujours particulièrement soucieux de l'imiter et de le satisfaire.

Que de maîtres, Messieurs, ont puisé à sa source et répandu ses idées !

Au déclin d'une vie bien remplie, mon cher et vénéré Maître, vous embrasez l'horizon scientifique de feux étincelants; vos recherches projettent de lumineuses clartés sur nombre de points obscurs du vaste domaine qu'elles ont exploré. Ce n'est pas sur la France seulement que votre rayonnement s'étend, mais sur le monde entier.

Et c'est pourquoi, tout récemment, lors de l'inauguration solennelle du premier Congrès de Pathologie comparée — hier et ce matin encore — les représentants officiels des Gouvernements étrangers vous ont salué d'enthousiastes acclamations, comme si chaque pays vous devait une parcelle de sa gloire. Devenu Inspecteur général, vous avez encore pendant vingt-cinq ans — presque une vie de fonctionnaire ! — continué dans le beau cadre du Muséum et avec un merveilleux laboratoire, toujours sorti de vos mains, la tâche déjà considérable accomplie ici. Mais votre puissance créatrice était telle qu'il lui fallait de nouveaux centres d'action. A Toulouse, vous rencontrez Laulanié, qui subit votre empreinte et tout de suite vous captive ; à Alfort, c'est le professeur Kaufmann que vous associez à d'autres recherches pendant que vous refondez les statuts et les règlements de l'Enseignement vétérinaire, donnant à tous le noble exemple d'un labeur incessant, voué au culte exclusif de la science la plus désintéressée.

L'Institut, l'Académie de Médecine vous ont ouvert leurs portes et offert leur présidence ; le Gouvernement vous a décerné ses plus hautes distinctions et, pour vous mieux honorer, M. le Ministre de l'agriculture vous a cédé sa place à ce banquet !

En ce moment, mon cher Maître, ce ne sont plus seulement des confrères, des élèves, des amis, réunis pour célébrer un mémorable anniversaire, nous sommes tous des admirateurs de votre génie, qui, même dans la retraite, veulent vous maintenir au faîte et vous faire entrevoir les très lointaines splendeurs d'une future apothéose.

Si Bourgelat fut le fondateur de l'Enseignement vétérinaire, à vous appartient sans conteste la gloire d'en être devenu le rénovateur scientifique.

Je vous convie tous, Mesdames et Messieurs, à lever vos verres avec moi en l'honneur de votre vénéré Président, et d'acclamer en lui le *patriarche* illustre de la Médecine vétérinaire.

M. Labat, Directeur de l'École Vétérinaire de Toulouse, porte le toast suivant :

Toast de M. Labat

Hier, le savant et distingué Directeur de l'Ecole d'Alfort a pris la parole au nom des Ecoles françaises Alfort et Toulouse); c'est, aujourd'hui, le tour du Directeur de l'Ecole de Toulouse. La cadette après l'aînée; c'est dans l'ordre. Mais, qu'on le sache bien, les deux Ecoles sont unanimes, rivalisent de zèle et sont sur le même rang, pour porter à la chère Ecole de Lyon le juste tribut de leurs hommages.

Après cette déclaration, mes premières paroles seront pour remercier l'Ecole Vétérinaire de Lyon et les hommes éminents qui la personnifient, de leur accueil si affable et cordial, de leur hospitalité si généreuse et large. Les délégations des Ecoles d'Alfort et de Toulouse en ont été profondément touchées ; c'est de tout cœur qu'au nom de leurs Ecoles et en leur propre nom, elles expriment leurs sentiments de vive et sincère gratitude. Recevez donc, Monsieur le Directeur, Messieurs les Professeurs et tout le personnel de l'Ecole de Lyon, recevez, dis-je, nos chaleureux remerciements et l'expression de notre affectueux dévouement.

Nous avons assisté, hier, avec une joie indicible, aux imposantes et inoubliables manifestations dont l'Ecole de Lyon a été l'objet et nous avons applaudi du plus profond de notre âme, à son apothéose. On a proclamé (et dans quel magnifique langage!) l'œuvre de Bourgelat et de Bertin. Bourgelat! Bertin! deux noms qui doivent rester inséparables dans notre mémoire, notre reconnaissance et notre piété. Si Bourgelat conçut le projet, Bertin voulut qu'il fût exécuté et il donna les moyens de l'exécution. On a fait le récit du commencement modeste et, ensuite, du puissant accroissement de cette maison où notre famille professionnelle a pris naissance. On nous a montré des étudiants et même des savants déjà notoires accourus de tous les points de l'univers, dans ses murs, pour y entendre la bonne parole et la répandre, après, dans leur pays d'origine. On a dit comment s'étaient créées d'autres Ecoles sur le modèle de celle de Lyon et comment celle-ci avait essaimé par le monde. Et voici qu'aujourd'hui, ses nombreuses filles, heureuses et ravies, l'entourent dans le plein éclat de toute sa gloire, lui font cortège et la prennent par les mains pour l'entraîner vers l'immortalité. Les Ecoles d'Alfort et de Toulouse joignent leurs souhaits et leurs vœux à ceux qui ont été formulés; elles manifestent aussi leur affection, leur respect, leur dévouement. Je vous salue donc et je vous rends hommage, Mère vénérée! Mère bienfaisante! *Alma parens!*

Pourrait-il en être d'autre sorte? L'Ecole de Lyon et, d'autre part, les Ecoles d'Alfort et de Toulouse, par des échanges répétés de leurs enseignants, ont, si j'ose ainsi parler, mêlé leur sang: et cet acte a passé, à toutes les époques, comme le gage assuré d'une alliance éternelle et d'une immuable amitié. C'est ainsi, qu'avec des droits égaux, — les Ecoles de Lyon et d'Alfort peuvent revendiquer comme leur appartenant, les Colin, Kaufmann, Magne, Panisset, Porcher, Saunier, — les Ecoles de Lyon et de Toulouse, les Arloing, Bernard, Bournay, Cadéac, Cuillié, Moiroud, Nicolas, Peuch, Prince, Rodet, Tisserant, Toussaint, — et en être si justement fières, car elles ont bénéficié ou bénéficient encore du savoir et du talent de ces hommes, de leur pensée et de leurs travaux, de leur influence et du prestige de leur nom. Et c'est le moment ou jamais de redire quelle reconnaissance Toulouse garde à Lyon du trop court passage chez elle de l'admirable Arloing.

Et vous, cher Monsieur l'Inspecteur général Chauveau, notre maître à tous, si la science mondiale vous réclame, l'Ecole de Lyon vous tient et vous garde, car vous êtes l'expression la plus haute, la plus pure et la plus complète de sa vie scientifique; et sa fête est aussi votre fête. — Cent ans après Bourgelat, votre puissante action s'est exercée sur cette Ecole et vous lui avez donné une nouvelle vie.

Hélas! pourquoi faut-il qu'une ombre flotte sur nous, en ces jours d'allégresse! Nous avons salué, tout à l'heure, les effigies d'êtres aimés! Arloing! Galtier! Nos regrets et nos peines se sont ravivés. Cyprès là-bas, ici, tables fleuries! Ainsi va le monde dont les joies et les tristesses se suivent et s'allient. Nos chers disparus se sont élevé, en leurs œuvres, des monuments plus durables et plus précieux que le marbre et le bronze de ceux qui leur ont été consacrés. Qu'il me soit permis d'adresser à leur mémoire un pieux et respectueux souvenir.

Et maintenant, au nom des Ecoles d'Alfort et de Toulouse, je lève mon verre à la grandeur et à la prospérité de l'Ecole de Lyon, à son Directeur, à ses Professeurs et à tout son personnel.

Bien plus, encore ému de tout ce que j'ai entendu et vu, hier et aujourd'hui, profitant de l'honneur qui m'est accordé de prendre la parole devant une Assemblée superbe par le nombre, l'importance et la renommée de ses membres venus de tous les points du globe, j'invite tous les assistants, au nom des Ecoles d'Alfort et de Toulouse, à s'unir dans un même élan d'estime et de confraternité ; et, prenant à témoins notre Mère commune et le Maître vénéré qui nous préside, je les invite, en outre, à jurer une entente réciproque et cordiale, à jurer de travailler, tous, avec une inlassable émulalation, à l'élévation toujours plus grande de l'enseignement et de la profession vétérinaires.

Toast de M. Benjamin

Messieurs,

Au nom de la Section Vétérinaire de l'Académie de Médecine, je salue de nouveau notre Président de 1913. Je lui souhaite de conserver les qualités de jeunesse qu'il possède à un si haut point et qui lui permettront d'accomplir sa tache avec une facilité qui rejaillira sur la profession tout entière. A la santé de Chauveau. *(Vifs applaudissements.)*

Toast de M. Gariel

Président de l'Académie de Médecine.

Je me félicite aujourd'hui d'avoir été, pendant de longues années, professeur de physique biologique à la Faculté de Médecine de Paris, car cela me donne l'occasion de venir remercier Chauveau de tout ce qu'il a fait pour cette science. La physique biologique n'est pas, à proprement parler, une science spéciale, c'est une science intermédiaire, entre la physique et la physiologie. Je ne veux pas retracer les travaux de Chauveau, mais je me rappelle qu'à côté des questions purement physiologiques il y avait des questions qui sont d'ordre physique, c'est à ce point de vue seulement que je veux dire quelques mots. Je ne peux pas oublier qu'il a été le propagateur de la méthode graphique. Je rappelle les travaux qu'il a faits sur la recherche des bruits qui se produisent dans les canaux parcourus par les liquides gazeux, et je vous rappellerai également qu'il n'y a pas longtemps, abordant une question différente, il s'est occupé de la question des couleurs et il a fait sur cette question des recherches de premier ordre qui y jettent un jour nouveau. Depuis longtemps, j'ai l'honneur de connaître Chauveau, je lui porte une admiration sincère, très réelle ; c'est au nom de la physique biologique que je le remercie ici de ce qu'il a fait pour les physiciens. *(Vifs applaudissements.)*

Toast de M. le Professeur Perroncito

Mesdames, Messieurs,

En ce jour où les professeurs, les étudiants, tous les vétérinaires du monde ont l'œil fixé sur Lyon, sur cette fête qui n'est pas seulement limitée à Lyon, mais qui est une fête universelle, nous sommes heureux de venir déclarer que nous emportons dans tous nos pays la nouvelle que cette fête a pleinement réussi, que Lyon n'a rien perdu de sa tradition hospitalière, que cette ville est toujours un modèle dans les arts, dans les industries et aussi dans les sciences. *(Applaudissements.)*

Nous emportons avec nous le plus affectueux souvenir de nos collègues français, de la science française et de l'hospitalité française. *(Vifs applaudissements.)*

Nous remercions la municipalité lyonnaise, nous remercions son digne maire qui représente si bien la patrie des Bourgelat, de nos regrettés Rodet, Galtier, Arloing. Je me rappelle toujours, avec un sentiment de grande reconnaissance, qu'en 1882 j'étais ici, à Lyon, accueilli par Chauveau et aussi par Arloing ; ce sont eux qui me donnèrent des indications intéressantes et qui me permirent d'aller à Saint-Etienne, où j'ai pu démontrer que la maladie des mineurs est une maladie parasitaire. *(Applaudissements.)*

Je le dois au grand Chauveau, je le dois à Arloing, je le dois à la science française. *(Applaudissements.)*

Je vous invite, mes chers collègues, au nom de toutes les Ecoles du monde, au nom de tous nos collègues ou étudiants qui sont absents, à lever nos verres à la prospérité de l'Ecole de Lyon, si dignement représentée ici par son Directeur, par son Inspecteur général honoraire et son Inspecteur général effectif; je vous invite à lever nos verres à la science française, à cette Ecole qui reste toujours un exemple pour toutes les Ecoles du monde. *(Vifs applaudissements.)*

Discours de M. Degive

Directeur honoraire de l'Ecole de Cureghen.

Monsieur le Président, Mesdames, Messieurs,

Le grand honneur m'étant donné de porter la parole au nom des médecins vétérinaires étrangers, mon toast doit être avant tout l'expression des joies que leur procure l'accueil, on ne peut plus cordial, dont ils sont l'objet, et de la reconnaissance dont ils sont à ce propos redevable à l'Administration municipale de Lyon, au Corps enseignant de la vénérée jubilaire et à tous leurs confrères français.

Obéissant à un sentiment bien légitime de piété filiale et de solidarité, de sympathie confraternelle, les médecins vétérinaires étrangers ont considéré comme un devoir de prendre part à la manifestation solennelle organisée en vue de célébrer le glorieux cent cinquantenaire de l'*Alma Mater* du Corps vétérinaire mondial, et de rendre le tribut d'hommage et de reconnaissance dû à l'illustre fondateur de l'Enseignement vétérinaire ainsi qu'aux savants et distingués collègues français, aujourd'hui légion, qui ont, on sait avec quel succès, continué et développé l'œuvre du grand Lyonnais Bourgelat.

Parmi ces collègues doivent être particulièrement considérés ceux qui représentent aujourd'hui, de la façon la plus digne, le berceau ancestral de notre Enseignement professionnel. Au nom des vétérinaires étrangers je les prie de recevoir la vive expression des plus chaleureuses félicitations. *(Applaudissements.)*

Les hommages et les félicitations des vétérinaires étrangers s'adressant à tous les membres du grand Corps vétérinaire français dans lequel ils se plaisent à voir une des plus importantes, sinon la plus puissante et la plus brillante, des branches de l'arbre gigantesque sorti du germe fécond planté, il y a cent cinquante ans, par Bourgelat, dans la cité lyonnaise, sur le sol de la nation la plus propice à la génèse et à l'évolution des choses d'ordre intellectuel.

Qui pourrait dire, Messieurs, toute l'importance des innombrables travaux scientifiques réalisés, et toute l'étendue des services rendus à la chose publique par les médecins vétérinaires qui ont donné l'enseignement ou reçu l'instruction à notre *Alma Mater* ou à ses dignes émules les Ecoles d'Alfort et de Toulouse.

Devant l'imposant monument qu'ils ont élevé à la gloire de la profession et à l'honneur de la France, les vétérinaires étrangers s'inclinent avec respect, avec admiration, avec une profonde gratitude. Il ne coûte rien à leur amour-propre de reconnaître que, dans notre firmament professionnel, les étoiles de première grandeur, celles dont l'éclat est le plus brillant, portent pour la plupart des noms français *(Applaudissements.)*

En saluant ces nobles illustrations, en rendant un hommage spécial à celle d'entre elles dont le souvenir émeut en ce moment tous les cœurs, à l'éminent et tant regretté maître Arloing, les médecins vétérinaires étrangers aiment à dire combien a été vive la joie qu'ils ont ressentie en entendant en quels termes élogieux M. le Ministre de l'agriculture d'abord, M. le Préfet du Rhône et M. le Maire de Lyon ensuite ont parlé de la Science Vétérinaire et ont apprécié les services rendus par les disciples de Bourgelat à l'hygiène publique, et à la fortune sociale.

En ma qualité d'ancien, il m'est on ne peut plus agréable de pouvoir, en cette fête solennelle, offrir le salut fraternel des vétérinaires étrangers à leurs estimés confrères français.

qui ont su faire apprécier leur valeur au point d'être considérés par de hautes compétences les meilleurs amis, comme les nécessaires collaborateurs des Administrations publiques.

Au nom des médecins vétérinaires de nationalité étrangère, je lève mon verre aux dignes continuateurs de l'œuvre de Bourgelat, aux honorables membres des Corps enseignants des Ecoles renommées de Lyon, d'Alfort et de Toulouse. *(Applaudissements.)*

Je bois aussi et tout spécialement à la brillante corporation des vaillants praticiens vétérinaires français.

Je bois à la France, à tous nos confrères français! *(Applaudissements répétés.)*

Discours de M. Barrier

Vétérinaire principal de 1re classe,
Chef de la Section technique au Ministère de la Guerre.

Au nom des vétérinaires militaires français, j'apporte à l'Ecole Vétérinaire de Lyon, et à son Corps enseignant, l'hommage de la reconnaissance de ses anciens élèves, et les vœux que notre Corps tout entier forme pour la continuation de la prospérité de cette belle Ecole, dont le passé est un sûr garant du brillant avenir qui lui est encore réservé.

Les Vétérinaires militaires ne pouvaient se désintéresser de cette grandiose manifestation qui montre bien en quelle estime et haute considération est tenue, aussi bien en France qu'à l'étranger, la première Ecole Vétérinaire qui fut fondée par Bourgelat.

Beaucoup d'entre nous sont originaires de l'Ecole Vétérinaire de Lyon et, par leurs travaux, leurs découvertes, ont contribué à en rehausser la réputation et à étendre sa renommée scientifique à travers le monde.

D'une manière générale, les vétérinaires militaires sont plus que tous autres, non seulement des missionnaires du progrès agricole, mais aussi des sciences vétérinaires. Leur œuvre a été féconde jusqu'ici et leur collaboration avec les Ecoles ne s'est jamais démentie. Elle doit se poursuivre, car notre médecine lui doit déjà quelques-unes de ses plus belles et plus sûres acquisitions.

Au nom des vétérinaires militaires, honneur et gloire à l'Ecole Vétérinaire de Lyon.

Allocution du Professeur R. Lépine

Ancien Vice-Président,
Délégué de la Société de Biologie de Paris.

La Société de Biologie m'a fait l'honneur de la représenter à cette sólennité. Elle ne pouvait oublier qu'un de ses présidents les plus éminents, le professeur Chauveau, a été un des maitres de cette Ecole et que dans son laboratoire se sont formés maints savants qui se sont illustrés dans la biologie et la pathologie expérimentale. Elle a d'ailleurs un autre motif pour porter le plus vif intérêt à la médecine vétérinaire : son fondateur, Rayer, fut, dans son temps, le représentant le plus autorisé de la médecine comparée. A une époque où la pathologie expérimentale ne donnait encore que des espérances, il était fermement convaincu que l'étude de la pathologie animale est indispensable au progrès de la médecine humaine. L'événement a donné raison à sa sagacité et la Société de Biologie, qui a suivi le sillon tracé par son illustre fondateur, ne cesse de demander à la science vétérinaire sa contribution aux progrès de la médecine.

Discours de M. le Colonel Rohr

Ancien Président de la Société des Sciences vétérinaires.

Mesdames, Messieurs,

Le Président de la Société des Sciences vétérinaires de Lyon, Société qui est en quelque sorte la fille de l'Ecole Vétérinaire de Lyon, qui compte déjà quinze années d'existence, a le devoir de rendre hommage aux maîtres éminents qui ont présidé à sa fondation.

Ces hommages iront tous à notre vénéré président, M. Chauveau, inspecteur général honoraire, qui est et la gloire et l'honneur de cette Ecole et de la profession tout entière.

A la mémoire de notre regretté directeur Arloing, qui fut

son digne élève et son continuateur dans la voie du magnifique développement où l'Ecole se trouve aujourd'hui.

Aux membres du corps enseignant de cette Ecole, qui constituent le noyau le plus important de notre Société, sinon par le nombre, du moins par la science.

Je salue les membres des Sociétés étrangères qui sont ici présents, car d'une manière générale, les Sociétés ou Associations vétérinaires sont et ont toujours été un facteur essentiel de notre développement professionnel.

Je lève mon verre à la vitalité des Sociétés vétérinaires françaises, à la prospérité des Sociétés vétérinaires étrangères.

Discours de M. le Dr Morel

Délégué de la Société de Pathologie comparée.

Illustre Maitre, Mesdames, Messieurs,

La Société de Pathologie comparée a tenu à se faire représenter par plusieurs de ses membres aux fêtes du Cent cinquantenaire de l'Ecole de Lyon. Elle y a tenu d'autant plus que, dans cette grande fête professionnelle, on y célèbre non seulement la fondation par Bourgelat de la première Ecole Vétérinaire, mais encore, on y glorifie les hommes éminents qui y ont enseigné et, en particulier, le si regretté professeur Arloing.

Ce nom d'Arloing évoque en nous un sentiment de profonde reconnaissance et nous avons ici le devoir impérieux de rendre un respectueux hommage à sa mémoire, en raison des services qu'il a rendus à notre Société.

C'est avec l'encouragement et le précieux concours de maîtres comme : les Bouley, les Chauveau, notre président d'honneur, les Saint-Yves-Mesnard et les Arloing, qui personnifient si bien les médecines humaine et vétérinaire, que notre Société a pu grandir et prospérer. Et ces maîtres nous ont prêté non seulement l'appui de leur haute autorité scientifique, mais aussi ont pris une part active à nos travaux. Nous nous rappellerons toujours cette mémorable séance solennelle de la Société qui, sous la présidence d'honneur du grand Chauveau, était présidée, effectivement, par son élève, cet autre maître, le professeur Arloing !

C'est grâce à ces éminents savants que la Société de Pathologie comparée a pu réaliser son vœu le plus cher : le premier Congrès international de pathologie comparée, qui vient de terminer ses assises et a obtenu un si brillant succès !

Si je parle de ce Congrès, c'est que c'était aussi une belle fête vétérinaire et dont la profession peut être fière, que cette Assemblée, composée de douze cents médecins et vétérinaires des deux mondes et où vingt-quatre puissances étrangères avaient tenu à se faire représenter. Notre bonheur eût été trop grand si, à côté des présidents d'honneur, les professeurs Chauveau et Bouchard, de la savante et habile direction du professeur Roger, nous avions pu voir figurer, comme nous l'espérions, le savant maître qu'était le professeur Arloing !

Je suis chargé de vous présenter les vifs regrets de notre secrétaire général, Charles Grollet, qui aurait tant désiré assister à cette belle fête. Et, puisque nous sommes en famille, permettez-moi de vous dire aussi que c'est ce modeste praticien qui, avec une volonté et une ténacité dignes d'éloges, a su mener à bien l'organisation matérielle si difficile, de ce premier Congrès international et que, sans lui, cette œuvre grandiose n'aurait pu être réalisée !

Au nom de la Société de Pathologie comparée, je salue l'*Alma Mater*, l'Ecole Vétérinaire de Lyon, ses éminents professeurs, et je bois à l'avenir de la vétérinaire qui, unie à sa sœur, la médecine humaine, produira de si utiles et si féconds travaux !

Discours de M. Troussier

Président de la Société de Médecine vétérinaire de Lyon
et du Sud-Est.

Monsieur le Président,
Mesdames, Messieurs et chers Collègues,

En ce grandiose anniversaire qu'il nous tardait de célébrer et qui nous réunit aujourd'hui si nombreux et de tous les points dans les sentiments de la plus parfaite confraternité, c'est pour moi un grand honneur et une vraie joie d'avoir à vous adresser, au nom de la Société de Médecine vétérinaire de Lyon et du Sud-Est, la parole de la cordiale bienvenue, ainsi que le salut le plus respectueux et le plus amical.

Soyez donc remerciés, Messieurs, et vivement félicités d'avoir si aimablement répondu à l'appel des organisateurs de notre fête de famille dans la maison de notre vénérable aïeule, toute heureuse et toute souriante de nous voir accourir pour l'acclamer.

C'est à l'Ecole de Lyon, Messieurs, que déjà nombre de générations sont venues s'instruire et se former à la lumineuse expérience et au grand savoir des maîtres éminents toujours avides de creuser plus profond le sillon de la science, toujours appliqués au perfectionnement des méthodes, désireux avant tout de conserver et d'étendre de plus en plus le glorieux renom de l'*Alma Mater* en donnant à notre pays et bien loin au delà de ses frontières des praticiens éclairés, habiles et consciencieux.

Saluons, Messieurs, ces hommes de si haute valeur et de si réel mérite, les disparus et ceux qui demeurent. Ne sont-ils pas les artisans de cet inlassable labeur qui permet aujourd'hui à l'Ecole Nationale Vétérinaire de Lyon de revoir avec orgueil son passé, sûre d'avoir consciencieusement rempli son devoir.

Au tribut d'admiration et de reconnaissance qu'en ce jour solennel la profession vétérinaire a le devoir de payer à tous les auteurs de la réputation universelle de notre chère Ecole, elle joint pour elle les vœux les plus ardents de prospérité toujours croissante.

Félicitons-nous donc, Messieurs et chers Collègues, de la réussite complète de cette belle manifestation professionnelle dont le souvenir restera impérissable dans nos cœurs, et dans un élan unanime de joie et d'enthousiasme, nous tous, les disciples de Bourgelat, levons nos coupes à sa mémoire et buvons à l'avenir et aux succès de la Médecine vétérinaire française et mondiale.

Vive la Vétérinaire !

Comme Vice-Président de l'Amicale des Anciens Élèves de l'École Vétérinaire de Lyon, M. Troussier remet une médaille commémorative à M. Peuch, professeur honoraire, président de l'Amicale.

Cher Président,
Mon cher Maitre,

C'est dans d'unanimes sentiments d'admiration et de gratitude que nous avons acclamé aujourd'hui l'*Alma Mater*. N'avons-nous pas aussi le devoir d'adresser nos respectueux hommages et nos félicitations les plus cordiales à ceux de ses enfants qui, par une laborieuse carrière, ont grandement contribué à l'élever et à étendre sa réputation.

La liste en est longue, mais parmi les noms qui s'y succèdent, le vôtre nous est particulièrement cher, surtout en votre qualité de Président de l'Association amicale des Anciens Élèves de l'Ecole de Lyon que vous avez si brillamment illustrée.

En dépit de votre modestie bien connue qui ne cherche récompense que dans le bien accompli et les nombreux services rendus, permettez-moi, mon cher Maitre, de vous renouveler, dans la sincérité de nos cœurs, l'expression de la profonde estime que nous professons pour votre personne et l'attachement que nous vous conservons dans votre glorieuse retraite.

La médaille comméralive de vos cinquante années d'exercice professionnel que j'ai l'honneur de vous remettre au nom de l'Amicale Lyonnaise n'est qu'un faible témoignage de notre respect et de notre gratitude. Elle vous rappellera avec quel bonheur nous avons voulu, en ce jour de fête familiale, honorer en vous et l'éminent praticien et l'ancien maitre qui fut toujours écouté et toujours aimé.

Elle vous redira aussi, dans le plus vrai et le plus affectueux langage, quels vœux ardents nous formons tous de vous voir encore pendant de longues années à la tête de notre Association qui, à tant de titres, est si fière de son vénéré Président.

Toast de M. le Professeur Honoraire Peuch

Président de l'Association Amicale des Anciens Elèves de l'Ecole Vétérinaire de Lyon.

Après avoir rappelé brièvement les admirables travaux de M. Chauveau, M. Peuch ajoute :

N'est-ce pas, pour la vieille Ecole, comme l'appelait notre vénéré Maître, H. Rodet, un de ses plus beaux titres de gloire, d'avoir compté M. Chauveau, parmi les membres de son Corps enseignant ? Et n'est-il pas permis à l'un de ses Elèves, qui a assisté au Centenaire de l'Ecole de Lyon, c'est-à-dire à une cérémonie, combien modeste, auprès de la grandiose manifestation actuelle, n'est-il pas permis, dis-je, de rappeler qu'à cette occasion notre ancien Maître, Lecoq, prononçait un discours dans lequel, après avoir fait l'historique de la fondation de l'Ecole, il faisait remarquer que les études que nécessite la médecine des animaux sont analogues à celles exigées pour la médecine de l'homme et que cette vérité était souvent méconnue, ignorée, surtout des habitants des campagnes, qui sont ainsi les dupes des empiriques, des sorciers, auxquels ils ont recours pour les maladies de leurs bestiaux. Aussi, disait notre ancien Directeur, en terminant son remarquable discours, nous appelons de tous nos vœux une organisation du Service Vétérinaire civil, qui permette d'attirer par une subvention les vétérinaires dans les cantons ruraux, d'où les éloigne l'insuffisance de la clientèle. Assurés de leur existence, ils pourraient, par leur zèle et leur mérite, dessiller les yeux des dupes, ignorantes et crédules, des charlatans et amener insensiblement la destruction de l'empirisme si nuisible à l'agriculture.

Mais ces réflexions si judicieuses sont restées lettres mortes pendant de nombreuses années. Et, il appartenait au Gouvernement de la République, soucieux de l'hygiène publique et de l'Agriculture, de réaliser ces vœux en créant un Service Vétérinaire permanent, à l'intérieur du pays et à la frontière, et qui procède d'une législation basée sur les données scientifiques résultant de recherches faites dans les Ecoles vétérinaires notamment et sur les principes du droit moderne. En d'autres termes, ce service sanitaire met en œuvre nos connaissances vétérinaires pour la prophylaxie des maladies contagieuses des animaux et de celles qui sont transmises à l'homme. Aussi, nous, vétérans de la profession, qui avons été témoins, au début de notre carrière, du peu d'attention — sinon de l'indifférence — des Pouvoirs publics, à l'égard des vétérinaires civils, éprouvons-nous une satifaction intime, en constatant qu'aujourd'hui les études faites dans les Ecoles Vétérinaires sont mises à profit par un Service sanitaire admirablement organisé, qui sauvegarde l'hygiène et la fortune de notre cher pays de France !

Mes chers Camarades,

N'êtes-vous pas, comme moi, sous l'impression de la grandiose solennité par laquelle le Cent-cinquantenaire de l'Ecole de Lyon a commencé hier ? N'avez-vous pas éprouvé une légitime fierté ; n'avez-vous pas senti battre votre cœur, en voyant les représentants des nations étrangères, l'Université de Lyon, rendre hommage à l'Ecole mère, en lui apportant leur tribut de reconnaissance ?

Evidemment, cette journée inoubliable aura un lendemain ; je veux dire que l'honneur qui s'y rattache rejaillira sur notre profession, sur notre modeste Association amicale. Et nous sommes heureux de remercier chaleureusement le sympathique Directeur, A. Faure, l'un de nos présidents d'honneur, d'avoir convié à ces fêtes commémoratives les Ecoles Vétérinaires du monde entier, les Sociétés vétérinaires, en déployant un zèle, un dévouement dont on ne saurait trop le louer.

Puis M. Peuch rappelle comment notre Président fondateur, le regretté Arloing, concevait le rôle de l'Association amicale des Anciens Elèves de Lyon. Et il termine par ces mots :

Que pourrais-je ajouter à ces paroles de notre cher disparu, sinon que le but qu'Arloing s'était proposé en nous groupant, nous, ses amis, ses élèves, ne peut être atteint qu'en nous efforçant toujours de faire prospérer notre Association, par une active propagande. En agissant ainsi, nous travaillerons, non seulement pour le présent, mais encore pour l'avenir, en même temps que nous honorerons la mémoire de notre illustre fondateurr.

Je lève donc mon verre : à notre vénéré Maître, M. Chauveau, à vous tous, mes chers Camarades, à vos familles, et à la prospérité de notre Amicale lyonnaise.

JOURNÉE DU LUNDI 28 OCTOBRE

INAUGURATION DU MONUMENT A. LECLERC

Aux nouveaux Abattoirs de la Mouche.

A 10 heures, une foule nombreuse, composée des assistants aux cérémonies du samedi et du dimanche, s'est rendue à l'inauguration du Monument Leclerc, qui a eu lieu dans les Abattoirs en construction dans le quartier de la Mouche. On s'est réuni devant le bâtiment sur lequel a été placé le médaillon Leclerc, dû à son ami le sculpteur Boucher.

Discours du Vétérinaire Principal Aureggio

Président du Comité du Monument.

Monsieur le Maire,
Messieurs,

J'ai à excuser M. le Membre de l'Académie de Médecine Lucet, président de la Fédération ; M. Darbot, sénateur, voudra bien dire, à sa place, quelques mots au nom de la fédération des Vétérinaires de France.

J'ai reçu beaucoup de lettres de collègues qui s'excusent de ne pouvoir venir, notamment de M. Pellotier, directeur des Abattoirs d'Orléans, et de M. Couderchet, percepteur.

Je me suis mis en tenue parce que je prends la parole au nom des Vétérinaires militaires, auxquels a appartenu Leclerc, et comme Président du Comité du Monument.

En 1908, quelques mois après la mort de Leclerc, la Société de Médecine vétérinaire de Lyon et du Sud-Est émettait le vœu qu'un monument fût élevé à la mémoire de son regretté Secrétaire général et Président d'honneur.

Ce vœu ne put être réalisé en 1908, parce que, sur ma demande, la Fédération des Vétérinaires de France avait décidé de ne pas s'occuper d'autres monuments, tant que celui qui doit être élevé à la mémoire du professeur Colin, d'Alfort, ne serait pas achevé.

J'avais déjà reçu à cette époque l'assurance de la gracieuse collaboration artistique de l'éminent statuaire Alfred Boucher, compatriote et ami d'enfance de Leclerc.

Nous avons attendu quelques années pour ouvrir la souscription Leclerc. Aussi, lorsque le regretté directeur Arloing fit connaître son intention de célébrer le troisième Cinquantenaire de la fondation de l'Ecole Vétérinaire de Lyon, berceau de l'enseignement vétérinaire dans le monde, nous avons pensé que c'était une excellente occasion de reprendre notre projet du monument Leclerc, et nous avons ouvert une souscription à cet effet.

Le Comité des fêtes commémoratives du Cent-cinquantenaire de l'Ecole Vétérinaire, présidé par le directeur Alfred Faure, a ainsi pu comprendre dans son programme l'inauguration du médaillon Leclerc.

Le monument que nous inaugurons aujourd'hui à Lyon dans cet établissement inachevé, mais appelé à devenir le plus beau des abattoirs modernes de l'Europe, doit vous être remis, Monsieur le Maire, par le Comité.

Je suis particulièrement heureux et fier de m'acquitter de cette mission, d'abord parce que Leclerc fut un de mes bons camarades de l'armée, et ensuite parce que je sais, Monsieur le Maire, la haute estime que vous aviez pour lui et le grand intérêt que vous portez aux questions d'hygiène dont il avait la garde. *(Applaudissements.)*

Je vous remercie, Monsieur le Maire, ainsi que Messieurs les Membres du Conseil municipal, au nom du Comité et de la profession vétérinaire dont Leclerc était un des membres les plus distingués, d'avoir bien voulu contribuer à sa glorification par ce monument et par le nom d'Alexandre Leclerc, donné à l'une des principales avenues qui conduisent au superbe édifice que nous avons devant nous. *(Applaudiss.)*

Je remercie également les Sociétés Vétérinaires, les amis, et tout particulièrement le Maître Alfred Boucher, qui a bien voulu, en souvenir de ses amicales relations avec Leclerc, son ami d'enfance et son compatriote, se charger, à titre gracieux, d'exécuter ce beau médaillon.

Je me plais à rendre un public hommage à cet acte de haute générosité. J'adresse également des remerciements à l'architecte éminent, Tony Garnier, pour sa collaboration artistique à ce monument.

C'est encore un fleuron de plus à ajouter à la couronne artistique du distingué statuaire, A. Boucher, bien connu à Lyon par les monuments du député-président Burdeau, du chirurgien Ollier et du philanthrope Mangini.

Le Maître, plusieurs fois lauréat du prix de Rome, est l'auteur de célèbres compositions récompensées aux Expositions annuelles des Beaux-Arts, et des bustes du professeur Nocard, à Alfort et à Provins.

Messieurs, des voix plus autorisées que la mienne vous parleront des services rendus à Lyon, par Leclerc, dans l'organisation de l'inspection des viandes et la direction des abattoirs.

Je me bornerai à rappeler sa carrière militaire : après avoir rempli son devoir de soldat en 1870 — c'est pour montrer qu'un de ses camarades de l'armée du Rhin venait rendre hommage au Vétérinaire militaire Leclerc que, pour la première fois, aujourd'hui, j'ai mis ma médaille de 1870 *(applaudissements)* — après avoir rempli son devoir de soldat en 1870, il reprend sa place d'élève à l'École d'Alfort, le 15 octobre 1871, et est diplômé avec le numéro 2 de la promotion 1873, comprenant son compatriote et ami, le futur professeur Nocard, le premier de la promotion.

A la suite d'un stage d'un an à l'École Vétérinaire militaire de Saumur (promotion de 1873-1874 : Urbain Leblanc), il est nommé aide-vétérinaire par décret présidentiel du 14 juin 1874, et désigné pour le poste de choix d'attaché au Comité d'Hygiène hippique au Ministère de la Guerre. Au moment où la mission de Leclerc prit fin, le Ministre de la Guerre lui adressa, le 22 octobre 1875, une lettre de félicitations pour le zèle, le dévouement et l'aptitude spéciale dont il n'a cessé de faire preuve pendant tout le temps qu'elle a duré.

L'aide-vétérinaire Leclerc, du 13e d'artillerie, à Vincennes, fut promu au choix, par décret du 25 janvier 1877, au grade de vétérinaire en deuxième et affecté au 12e régiment de cuirassiers, à Lyon, avec l'ordre de rejoindre immédiatement son nouveau poste, car l'on avait un besoin urgent de ses services : les chevaux du 12e cuirassiers et des autres régiments de la Part-Dieu étaient décimés par la morve.

C'est à cette époque que la Municipalité lyonnaise annonçait un concours pour la nomination d'un inspecteur principal des viandes, chargé d'organiser l'inspection de l'alimentation carnée à Lyon. Après un brillant concours, Leclerc fut nommé, en 1879, aux fonctions d'inspecteur principal des viandes qu'il occupa jusqu'en juin 1905.

Par décret présidentiel du 3 septembre 1879, la démission du vétérinaire en deuxième Leclerc fut acceptée et il passa avec ce grade dans l'armée territoriale, pour être affecté aux services spéciaux de la 14e région et attaché à la Commission de ravitaillement de la place de Lyon.

Ma dernière signature de Directeur du Service vétérinaire du 14e corps d'armée a été donnée le 4 novembre 1902, pour renouveler et appuyer la proposition faite, depuis 1896, par l'Administration municipale, afin d'obtenir à Leclerc la décoration de la Légion d'honneur. Cette juste récompense lui fut accordée en 1903, deux ans seulement avant sa mise à la retraite. La Société Vétérinaire de Lyon et du Sud-Est a fêté cette distinction le 8 février 1903, dans un banquet présidé par M. Deruelle, successeur de Leclerc, auquel prirent part M. le préfet Alapetite, M. le maire Dr Augagneur, M. le professeur Nocard, d'Alfort, et de nombreux convives, médecins et vétérinaires.

M. Alapetite rappela que Leclerc avait gardé, de son passage dans l'armée, les qualités d'exactitude, d'inflexibilité dans le courage et de loyauté dans la camaraderie.

M. Augagneur rappela les services rendus par l'inspecteur sanitaire à l'alimentation publique. Comme un des plus vieux amis de Leclerc, le professeur Nocard lui donna l'accolade.

Cette fête fut suivie, peu de temps après, par la manifestation grandiose des Comités républicains de tous les arrondissements de Lyon en l'honneur du républicain Alexandre

Leclerc, à qui fut offert, en cette solennité mémorable, un objet d'art.

Je tiens à mentionner ici que Leclerc a collaboré avec ardeur aux améliorations de la situation morale et matérielle de ses confrères militaires et civils. Dans les réunions scientifiques, professionnelles ou politiques, ses avis, clairement et éloquemment exposés, étaient toujours écoutés, et la profession vétérinaire en a tiré plus d'un profit.

Et maintenant, Messieurs, que j'ai eu la satisfaction d'exposer devant ce monument le brillant début militaire de la vie professionnelle de Leclerc, je puis ajouter que, parmi les nombreux vétérinaires militaires qui, comme Leclerc, ont quitté l'armée, beaucoup se sont illustrés dans l'enseignement et les carrières libérales, honorant la profession à l'égal de ceux des nôtres qui sont tombés glorieusement sur les champs de bataille, tels Amiet et Boiron, pour ne citer que les deux derniers auxquels on vient d'ériger de modestes monuments dans les villages qui les ont vu naître.

La Vétérinaire militaire est à un tournant de son histoire qui explique la nécessité, pour un combatif tel que moi, de rappeler que le progrès des sciences vétérinaires a fait de ses adeptes les véritables pionniers de la colonisation, grâce à leurs connaissances agricoles, zootechniques, géologiques autant que médicales.

C'est à l'un d'eux, Philippe Thomas, que l'on doit la découverte des phosphates, l'une des principales richesses de la Tunisie. Deux statues, l'une à Tunis, l'autre à Sfax, perpétueront bientôt la mémoire de ce savant, enfant du Rhône.

Plus modestement, nous glorifions aujourd'hui le vétérinaire militaire démissionnaire Leclerc, qui est devenu un de nos plus savants inspecteurs sanitaires, et qui, pendant plus de vingt-cinq ans, a protégé la santé des Lyonnais par un contrôle sévère des viandes alimentaires.

Ce monument appartient maintenant à la ville de Lyon que Leclerc a si bien servie. Le voilà placé sous l'égide de votre administration, Monsieur le Maire, dans cette grande cité des abattoirs de la Mouche, dont Leclerc avait, dès 1896, proposé a création.

Il perpétuera le nom et les traits de l'inspecteur principal Leclerc dont le rôle fut des plus utiles et des plus dévoués.

A nos glorieux disparus militaires et civils, aux bienfaiteurs vétérinaires de l'humanité comme Leclerc, nous appliquons avec fierté, en ces jours de fêtes commémoratives, la belle devise du Souvenir Français :

« A nous le souvenir,
« A eux l'immortalité ».

(Vifs applaudissements.)

Discours de M. Deruelle

Monsieur le Maire, Mesdames,
Messieurs et chers Confrères,

En prenant la parole à cette fête du souvenir, j'accomplis un devoir qui m'est imposé par ma qualité de successeur d'Alexandre Leclerc, auquel j'étais lié par une amitié de plus de vingt-cinq années, et aussi parce que j'ai le privilège d'être le dernier de ses collaborateurs vétérinaires titulaires depuis le décès du bon et regretté Coquet, survenu en février dernier.

Leclerc était né à Nogent-sur-Seine, il y passa son enfance au milieu de compagnons de jeux dont il aimait à rappeler le souvenir. C'est à cette époque de sa prime jeunesse que prit naissance le sentiment de profonde affection qui devait le lier au Maître dont l'admirable talent a fixé dans ce médaillon les traits si caractéristiques de celui que nous glorifions.

Après avoir acquis dans sa ville natale une bonne instruction primaire qu'il compléta à Paris dans une institution particulière, il entra à l'Ecole d'Alfort en 1868, prit la tête de sa promotion après Nocard auquel une solide amitié devait le lier.

Après avoir rempli son devoir pendant l'année terrible, la

paix signée, il rentre à Alfort et en sort le numéro 2 de sa promotion, en 1873. L'enseignement l'avait attiré au début de ses études, comme le métier militaire avait eu des attraits pour son ami Nocard à cette époque. Ce fut leur passage dans l'armée qui modifia leur vocation d'antan. Nocard renonça à ses gloires militaires et resta à Alfort. Leclerc prit part au concours de Saumur et fit un vétérinaire militaire. Il appartient à plus autorisé que moi de dire ce que fut la carrière militaire de notre ami. Mais il me sera bien permis de dire que le plus brillant avenir lui était réservé; et il n'a jamais fait de doute pour personne qu'il serait arrivé à un haut grade dans la hiérarchie vétérinaire militaire s'il n'avait pris la décision, en 1879, de prendre part au concours ouvert dans la ville de Lyon, pour la place d'inspecteur principal des viandes.

Ce service n'était qu'à l'état embryonnaire dans notre ville, il était assuré par trois fonctionnaires, honorables à tous égards, mais tout à fait étrangers aux choses de la médecine et dont la compétence était tout au plus suffisante pour apprécier des altérations tellement avancées, qu'elles pouvaient être reconnues par tous, ainsi que l'écrivait l'honorable rapporteur de la Commission du Conseil municipal chargée d'étudier la question de réorganisation d'un service intéressant au plus haut point la santé publique.

Le concours eut lieu les 9, 10, 11 et 12 juin 1879, devant un jury composé de MM. le Dr Gailleton, professeur à la Faculté de Médecine, président du Conseil municipal, président;

Pierret, professeur à la Faculté de Médecine;

Cornevin, Saint-Cyr, Galtier, professeurs à l'Ecole Vétérinaire de Lyon;

Quivogne, président de la Société de Médecine vétérinaire de Lyon et du Sud-Est;

Bernard, vétérinaire militaire.

Trois concurrents étaient en présence : MM. Abonnel, pharmacien de première classe à Lyon; Labully, vétérinaire à Saint-Etienne, et Leclerc, vétérinaire au 12e cuirassiers.

Après une lutte très courtoise et très vive, bientôt circonscrite entre les deux vétérinaires qui firent preuve de connaissances aussi étendues que variées, la Commission les propose au choix de l'Administration, comme ayant rempli largement les conditions du programme, mais en donnant la première place à Leclerc qui avait réuni le plus de suffrages.

C'est au cours de l'une de ces épreuves que nous fîmes connaissance, Leclerc et moi, et, de cette époque, date l'amitié qui m'a fait le témoin et le confident de ses succès et de ses déboires.

Nommé inspecteur principal par arrêté de M. le préfet-maire Oustry, à la date du 13 juin 1879, Leclerc procéda à l'organisation du service dont la direction lui était confiée, et ce ne fut qu'à la date du 14 octobre de la même année qu'il fut prêt à fonctionner. Ce délai de quatre mois avait été nécessaire au nouvel inspecteur pour se documenter, proposer les règlements indispensables à l'organisation nouvelle, en s'inspirant de ses connaissances et des renseignements qui lui furent fournis par son concurrent de la veille, devenu son ami, Labully, qui dirigeait déjà l'important service de l'inspection des viandes et des denrées alimentaires de la ville de Saint-Etienne, et auprès de l'honorable M. Baillet, vétérinaire, inspecteur principal des denrées alimentaires de la ville de Bordeaux, qui avait organisé cet important service en 1872.

Le service comprenait quatre inspecteurs vétérinaires : MM. Dance, Petit, Coquet et Buer fils ; quatre contrôleurs : MM. Marrel, Bacconnier, Brun et Jourdan. Avec le fonctionnement de la nouvelle organisation les difficultés commencent pour le Directeur ; certaines individualités des corporations fréquentant le marché aux bestiaux et les abattoirs, et pas les meilleures, lui firent, et pour cause, une opposition systématique et bruyante ; aussi, dix jours après son entrée en fonctions, Leclerc écrivait dans un rapport adressé à M. le Secrétaire général chargé du service qu' « une des difficultés que doit tout d'abord surmonter le Service d'inspection des viandes de boucherie, c'était de faire reconnaître son droit de contrôle par ceux sur lesquels il doit être exercé », et c'est pourquoi il demandait que les mesures de police qu'il proposait soient appliquées très sévèrement, surtout à l'abattoir de Vaise où il rencontrait le plus de difficultés.

Dès cette époque, les incidents de service se produisent avec une rapidité déconcertante : réclamations des bouchers contre la sévérité des inspecteurs, contre la lenteur avec laquelle la marque de salubrité est appliquée sur les viandes, sur l'insuffisance du nombre des contrôleurs; découverte de tueries clandestines et poursuites contre leurs propriétaires; vols de viandes saisies livrées à la consommation ; tentatives d'intimidation ou de corruption; protestations contre la saisie des viandes tuberculeuses de bœuf ou dans certains cas de ladrerie chez le porc. Incidents fâcheux qui mettent le chef de service dans l'obligation douloureuse de demander la révocation d'employés qui n'accomplissent pas leur devoir, etc.

C'est sans faiblesse que le nouvel inspecteur remplit toutes les obligations de sa charge et fait face aux attaques dirigées contre lui parfois par ceux dont le devoir était, au contraire, de défendre l'hygiéniste qui travaillait à la conservation de la santé de ses concitoyens.

C'est pendant cette période d'organisation et de grande activité, le 23 novembre 1880, que Leclerc découvrit la trichine (découverte contrôlée aussitôt par son ami le professeur Galtier) sur des échantillons prélevés sur des lards d'une cinquantaine de caisses importées d'Amérique par un gros marchand de salaison de notre ville. L'émotion soulevée par cette constatation fut considérable, tant en raison de la valeur de la marchandise saisie, que des conséquences que pouvait avoir une pareille découverte si elle était confirmée.

Une protestation fut adressée à M. le Préfet-Maire de Lyon par les commerçants propriétaires des lards. Des examens nombreux furent faits par des savants. Des polémiques passionnées s'engagèrent dans la presse locale d'abord, dans la presse parisienne ensuite. Les auteurs des articles, se plaçant à des points de vue différents, suivant qu'ils avaient vu ou non le parasite dans les quelques échantillons qui leur avaient été confiés. D'autres envisageaient les conséquences économiques résultant de la constatation de la trichine.

Devant une telle émotion, le Ministre de l'Agriculture fut consulté. Un avis fut demandé au Comité consultatif d'Hygiène publique de France, qui déclara qu'il était dangereux pour la santé publique de laisser consommer les marchandises parasitées.

Fort de cette consultation, le Ministre de l'Agriculture, l'honorable M. Tirard, adressa une dépêche à M. le Préfet-Maire, l'invitant à mettre les propriétaires des lards en demeure d'accepter, soit la destruction complète des salaisons saisies, soit leur transformation en graisse, et il proposa à M. le Président de la République de prendre le décret du 18 février 1881 interdisant, sur tout le territoire français, l'introduction des viandes salées en provenance des Etats-Unis d'Amérique.

En 1882, M. le Maire, voulant installer à Lyon un centre de production de vaccin jennerien, pour combattre, par des vaccinations en masse, les épidémies de variole qui se succédaient dans notre ville, chargea Leclerc d'étudier la question. Ce dernier le fit, avec la conscience qu'il apportait en toutes choses, en s'inspirant des travaux du professeur Chauveau sur la matière. Et après avoir visité l'Institut particulier de Chambon, à Paris, il revint avec un projet exposé dans un rapport en date de novembre 1882. Ses propositions étaient approuvées par l'Administration et un Service de vaccination fut créé à Lyon, et fonctionna le 1er janvier 1883.

Le Dr Chambard était chargé des vaccinations à l'homme et Leclerc de la production du bienfaisant produit. Les débuts du nouveau service furent modestes: la première année, il avait été délivré du vaccin pour 3 782 vaccinations, ce chiffre devait être largement dépassé l'année suivante, au cours de laquelle le produit distribué était destiné à 27.629 opérations: ce chiffre n'a fait qu'augmenter.

A cette époque, la vaccination se pratiquait avec la lymphe vaccinale; les difficultés pour recueillir et conserver le précieux liquide étaient grandes, et, malgré une modification apportée au procédé de récolte par l'emploi d'un petit appareil aspirateur inventé par Brunel, un employé du service, le produit était peu abondant, la récolte prenait beaucoup de temps, la lymphe obtenue, comme l'avait démontré le professeur Chauveau, était peu chargée en éléments virulents; aussi, Leclerc, s'inspirant de ce qui se faisait à la Milan et à Bruxelles, essaya la pulpe vaccinale glycérinée, c'est-à-dire le produit de la pustule tout entier, croûtes et lymphe broyées dans la glycérine: les résultats furent satisfaisants, et il est juste de reconnaître que le service lyonnais fut le premier, en France, à faire usage de la pulpe vaccinale. Les résultats pratiques furent des plus satisfaisants. Depuis le fonctionnement du service, la variole n'a fait que de rares apparitions à Lyon, et le plus souvent les malades provenaient du dehors.

C'est à cette époque que Leclerc étudia, en collaboration avec son ami le professeur Bard, le carcinome du cheval et l'inoculation du vaccin au lapin sur les conseils de M. le professeur Gailleton, qui avait réalisé cette transmission deux années auparavant. L'étude des deux savants était intéressante : elle démontrait que le lapin est un animal réceptif pour le vaccin, qu'il pouvait être employé pour l'étude, et même, dans certaines régions, être utilisé comme sujet vaccinifère lorsqu'il n'était pas possible de se procurer le veau, le vaccinogène par excellence. De leur étude, il résulte cette constatation qui est à retenir : qu'on pourra se servir du lapin pour contrôler le degré de conservation ou d'activité d'un vaccin suspect. C'est cette idée qui a été mise en application au service de production du vaccin à Lyon depuis six ans. Aucun vaccin n'est distribué sans que sa valeur soit contrôlée par son passage sur le lapin.

C'est pendant cette période, le 30 avril 1883, que se produisit l'incident le plus douloureux de la vie professionnelle de Leclerc : un grand journal de notre ville, mal renseigné, comme cela arrive parfois, ainsi qu'il le déclara loyalement dans la suite, portait contre Leclerc et ses collaborateurs des accusations très graves. Notre ami en fut très vivement affecté; une décision était à intervenir, une démarche faite par Quivogne et son compatriote et ami Duvoy, auprès du directeur du journal pour obtenir le nom du signataire de l'article, n'eut aucun résultat, une action judiciaire fut engagée. L'Administration ne restait pas inactive ; de son côté, le maire, le Dr Gailleton, prenait énergiquement la défense de Leclerc, spécialement visé, et de son service. Les faits incriminés dans l'article furent communiqués au directeur du journal, qui reconnut avec la plus entière bonne foi n'avoir jamais entendu mettre en cause l'honorabilité et la probité de MM. les Inspecteurs des viandes et qu'il avait été trompé.

Quelques années plus tard, un incident d'un autre ordre fut soulevé par la Compagnie des Commissionnaires en bestiaux, à propos de la saisie d'un bœuf tuberculeux pratiquée par application de l'arrêté ministériel du 28 juillet 1888, réglementant les saisies pour cause de tuberculose et qu'ils croyaient injustifiée. Ils protestèrent violemment et prirent la décision de ne plus exposer des animaux à la vente sur le marché de Vaise, jusqu'à ce que la révocation de l'inspecteur principal de Vaise soit prononcée. Dans la circonstance, Leclerc n'avait fait que son devoir en appliquant la loi : cependant, l'avis du Ministre de l'agriculture fut sollicité. Il répondit par dépêche au Maire de Lyon que la saisie devait être maintenue et l'arrêté appliqué dans toute sa teneur. Ainsi fut fait.

C'est le dernier incident grave de la carrière de Leclerc comme inspecteur principal des viandes. Son énergie, son attitude pleine de correction et de dignité, sa grande honorabilité, son courage, et il faut ajouter sa grande connaissance des hommes, l'imposèrent même à ceux qui l'avaient combattu et qui n'eurent plus pour lui que la plus parfaite déférence.

A côté de sa fonction d'inspecteur, Leclerc était chargé de surveiller l'application des mesures d'hygiène, à observer dans les abattoirs et au marché aux bestiaux. Cette partie de son service lui fit constater l'encombrement des locaux, les difficultés du nettoiement et de l'application des mesures sanitaires. Il fut vite convaincu qu'ils ne répondaient plus aux besoins pour lesquels ils avaient été créés, surtout l'abattoir de Perrache, dont la démolition avait été envisagée déjà par l'Administration municipale. En ce qui concernait l'abattoir et le marché aux bestiaux de Vaise, il estimait avec juste raison que leur situation était une cause d'insalubrité pour la ville, tout entière traversée par la Saône polluée par les eaux souillées en provenance du marché et surtout de l'abattoir. Aussi, aux demandes d'avis sur la question qui lui furent adressées dès 1881, répondit-il invariablement qu'une seule solution s'imposait : la reconstruction d'un abattoir unique et d'un marché aux bestiaux, dans le quartier de la Mouche et à proximité du Rhône.

Les études furent commencées à cette époque : elles subirent quatre étapes :

1° Suppression de l'abattoir de Perrache, agrandissement de celui de Vaise;

2° Etude de la question par le Syndicat de la Boucherie lyonnaise et proposition de la corporation de faire établir un abattoir unique et un marché unique dans le quartier de la Mouche, sur un terrain situé à l'est de l'avenue de Saxe prolongée;

3° Suppression de l'abattoir de Perrache, sa reconstruction dans les terrains situés au voisinage de l'arsenal, et maintien du marché et de l'abattoir de Vaise;

4° Construction d'un abattoir unique et d'un marché unique dans le quartier de la Mouche.

C'était cette dernière solution qui s'imposait depuis qu'en 1887 les bouchers et les tripiers avaient demandé la concession d'un seul abattoir et d'un seul marché aux bestiaux dans le quartier de la Mouche. C'était aussi la réalisation de la première conception de Leclerc de 1881, qu'il eut la satisfaction de voir adopter, en 1906, par le Conseil municipal, sur la proposition du maire, M. Herriot.

Il avait dû collaborer à l'établissement de l'avant-projet de 1898, établi par l'architecte en chef de la ville sur les notes rapportées d'Allemagne par une Commission composée de MM. Devic et Firmery, adjoints; Roux, architecte, et Leclerc, notes consignées dans un rapport très substantiel. Aucune suite ne fut donnée à ce projet qui conservait l'abattoir de Vaise et le marché aux bestiaux actuels, dont l'insuffisance et les difficultés d'exploitation n'ont fait qu'augmenter depuis.

Leclerc avait été mis à la retraite, sur sa demande, en 1905. Sa santé, chancelante depuis plusieurs années déjà, ne lui permit pas de prendre une part active aux travaux de la Commission technique chargée d'étudier les détails de construction du futur abattoir et marché, nommée par M. le Maire, et s'il eut la satisfaction de voir les plans définitifs des établissements à créer, il n'eut pas celle de voir commencer les travaux, la mort l'ayant ravi à notre affection le 1er mai 1908.

Entre temps, Leclerc avait été chargé par l'Administration d'étudier les conditions de la reprise des abattoirs par la ville en fin de concession, et c'est certainement aux idées exprimées dans ses rapports que les prétentions de la Compagnie fermière furent ramenées par les juges qui eurent à connaître de la question à un taux très minime.

A la suppression de l'octroi, il fut chargé, par M. le maire Augagneur, de la direction du service de gestion qu'il conserva jusqu'en juin 1905.

Une carrière administrative remplie avec autant d'honorabilité, devait attirer l'attention sur lui. Des ouvertures lui furent faites par l'ami le plus qualifié, pour lui faire accepter une situation beaucoup plus avantageuse que celle qu'il avait à Lyon; toutes les objections tirées de sa fonction administrative, qu'il aurait pu opposer à l'offre engageante qui lui était faite, étaient résolues par avance.

Malgré tous les avantages proposés, il refusa la situation qui lui était offerte, prenant pour prétexte l'état précaire de sa santé, mais, en réalité, la vraie raison était qu'il ne voulait pas quitter Lyon, où il comptait tant d'amis dévoués.

Leclerc fut successivement nommé chevalier du Mérite agricole, officier du même ordre, officier d'Académie, et, enfin, en 1903, il fut fait chevalier de la Légion d'honneur par le Gouvernement de la République, en reconnaissance des nombreux services qu'il avait rendus à l'hygiène publique. Cette nomination fut pour ses confrères et amis, l'occasion de lui donner une fois de plus la marque d'estime et d'attachement à laquelle lui donnaient droit son esprit de justice, sa bonté, l'aménité de son caractère et son amitié solide.

Pour terminer cette esquisse de la vie de l'ami cher dont la disparition a laissé en nous un vide difficile à combler, je crois devoir le donner en exemple aux générations qui viendront contempler son image et de leur demander de méditer les paroles qu'il prononçait dans le discours de remercîments aux éloges qui lui furent adressés dans le banquet du 8 février 1903 : « Heureux celui qui peut entendre dire qu'il a fait tout son devoir ».

Discours de M. Labully

Directeur honoraire du Service sanitaire vétérinaire
de la ville de Saint-Etienne,
Chef honoraire du Service départemental des Epizooties de la Loire,
Vétérinaire à Saint-Genis-sur-Guiers.

Monsieur le Maire,
Mesdames, Messieurs,
Chers Confrères,

En me confiant la mission de prendre la parole en son nom, la Société de Médecine vétérinaire de Lyon et du Sud-Est m'a fait un grand honneur. Elle a voulu, vraisemblablement, tenir compte de l'ancienneté de mes services, du profond attachement que je lui ai toujours témoigné et de l'amitié qui me liait à Alexandre Leclerc.

Ainsi que le rappelait, il y a un instant, notre confrère Deruelle, je m'estime heureux d'avoir été son émule au concours institué en juin 1879, pour la fonction de Vétérinaire Inspecteur principal des viandes à Lyon.

Cette époque constitua, pour A. Leclerc qui appartenait à l'armée, un tournant de sa carrière, elle décida de sa destinée.

Votre Société, alors à ses débuts, devinant en lui une nature d'élite, servie par une rare intelligence et un réel savoir, ne tardait pas à le compter au nombre de ses membres.

Avec F. Quivogne, il en fut l'âme. Successivement Vice-Président, Président, Secrétaire général et Président de votre Association de bienfaisance et de secours, il apportait dans ses diverses fonctions, avec l'autorité que lui donnaient l'étendue de ses connaissances professionnelles et sa grande facilité d'assimiliation, une parfaite courtoisie. Ces brillantes qualités faisaient de A. Leclerc l'arbitre toujours écouté de nos discussions.

Sa participation à nos travaux et sa collaboration à nos périodiques : l'*Echo des Sociétés et Associations vétérinaires de France* et le *Bulletin de l'Association française des vétérinaires inspecteurs des viandes*, furent fécondes.

Citons sa découverte de la trichine à Lyon (novembre 1880) qui donna lieu à une note de l'Académie de Médecine (15 janvier 1881); ses communications sur la morve (1883); son étude sur le cancer, en collaboration avec M. Bard, professeur agrégé de la Faculté de Médecine de Lyon; ses travaux sur la vaccination animale (1884); son mémoire sur l'inspection des tueries, des abbatoirs et sur la tuberculose des animaux de boucherie (Grand Conseil des vétérinaires de France, session de Besançon, 1884); ses recherches sur l'actinomycose du bœuf (1883); ses statistiques commentées des saisies de viandes tuberculeuses à Lyon (1889); l'inspection des viandes fraiches provenant d'animaux abattus avant leur entrée en France; les services publics de vaccination contre la variole (1889); son rapport sur l'inspection des viandes au Grand Conseil des vétérinaires de France (session de Paris, 1889); son travail sur le tétanos à l'Académie de Médecine (1889); son étude sur la réceptivité du lapin pour le vaccin, en collaboration avec M. le Dr Bard (1891), son mémoire sur un projet de loi sur les abattoirs (1895), etc., etc., témoignent de ses labeurs.

Un événement d'une grande importance pour la profession vétérinaire, qui honora également le Gouvernement de la République et A. Leclerc, fut sa nomination (1903) dans l'ordre de la Légion d'honneur. Les manifestations de sympathie dont notre ami fut l'objet à cette occasion et que rehaussait encore la présence de M. le professeur V. Nocard, sont encore présentes à nos mémoires.

Quand la maladie, qui le minait depuis quelques années, acheva son œuvre, nous nous préoccupâmes aussitôt à la Société de Médecine vétérinaire de Lyon et du Sud-Est et entre confrères, parmi lesquels : Aureggio, Coquet, Deruelle, Mollard, Rivière, de perpétuer le souvenir d'A. Leclerc.

Mais notre profession, à laquelle on ne saurait dénier des traditions de générosité et de reconnaissance envers ceux des siens qui la servent ou se sont distingués par leurs travaux et les services rendus à l'intérêt général, venait d'être frappée par des deuils successifs qui obligèrent à ajourner notre projet. On pouvait craindre ou envisager même sa non réalisation.

Nous avions compté sans les démarches pressantes d'Aureggio et de Déruelle, sans l'amitié de M. le statutaire Bouchet pour son camarade d'enfance et surtout l'intervention bienveillante de M. Herriot, maire de Lyon, sénateur du Rhône, auquel nous adressons ici l'expression émue de notre gratitude, qui permirent de fixer en une œuvre d'art durable, dans le milieu où s'exerça son activité, les traits d'Alexandre Leclerc. Avec son nom donné à une voie de la grande cité lyonnaise, cette image rappellera, aux générations présentes et à venir, ce que peut le travail allié au savoir, à la probité et à l'amour du bien public.

Discours de M. le sénateur Darbot

Monsieur le Maire,

Messieurs,

En l'absence du Président de la Fédération des vétérinaires de France, je voudrais adresser à la mémoire de Leclerc l'expression de la sympathie et de l'admiration que ses confrères ont eues pour lui pendant toute son existence et surtout ceux qui connaissent l'œuvre qu'il a accomplie. Je l'ai vu plus particulièrement : il était l'homme le plus écouté avec sa parole toujours claire et précise.

Il a rendu de grands services à la profession et a su l'élever à la hauteur sociale où elle est aujourd'hui.

Honneur et gloire à la mémoire de Leclerc!

Nous nous inspirerons de ses sentiments et de son labeur en travaillant à porter très haut et à étendre plus loin les principes de justice et de liberté. *(Vifs applaudissements.)*

Discours de M. Carreau

Directeur des Abattoirs de Dijon.

Monsieur le Maire,

Je suis l'interprète des membres de l'Association Française des vétérinaires inspecteurs des viandes en adressant à l'Administration municipale de la ville de Lyon nos félicitations et nos remerciements les plus sincères pour l'éclatant hommage qu'elle a bien voulu rendre à la mémoire de celui qui, dans le cadre restreint de notre spécialisation professionnelle, fut un des maîtres les plus justement appréciés et estimés. *(Applaudissements.)*

Alexandre Leclerc, dont on vient de nous rappeler éloquemment la laborieuse carrière, fut un véritable novateur en matière d'inspection des viandes. A l'époque déjà lointaine où il débuta à Lyon, l'inspection sanitaire des comestibles n'existait, comme dans la plupart des autres villes de France, qu'à l'état embryonnaire.

Il s'attacha à en fixer les bases dans une réglementation établie d'après les données rigoureuses et précises de la science.

Les motifs des saisies des viandes impropres à la consommation qu'il codifia ainsi dans le règlement municipal, qu'il fit adopter pour la ville de Lyon, sont restés un véritable modèle dont s'inspirèrent, par la suite, nombre de vétérinaires qui eurent à organiser semblable surveillance dans les autres villes de France.

La ville de Lyon fut, en effet, une des premières à créer un service d'inspection sanitaire des viandes destinées à l'alimentation publique.

Malgré les difficultés du début et l'opposition systématique de corporations traditionalistes à l'excès et justement jalouses de la grande indépendance dont elles avaient joui jusqu'alors, Leclerc sut, par la fermeté de son caractère, par la notoriété qu'il ne tarda pas à acquérir et par son esprit large et bienveillant, imposer son autorité et vaincre les obstacles que l'inspecteur, à ses débuts, rencontre journellement dans l'exécution de sa tâche.

Il aurait pu, comme tant d'autres, limiter son effort à l'accomplissement de la mission qui lui était confiée. Mais Leclerc avait besoin d'un champ plus vaste pour exercer sa débordante activité. Il aimait passionnément sa profession ; il se dévoua tout entier à la défense de ses intérêts.

On vient de rappeler avec quel zèle il avait lutté pour la réalisation de son idéal démocratique ; il déploya dans nos assemblées professionnelles la même énergie, le même dévoûment pour faire aboutir nos légitimes revendications.

Homme extrêmement bienveillant et affable, à la parole entraînante et persuasive, Leclerc conquit rapidement l'estime de tous ceux qui l'approchèrent. On aimait à vivre dans son intimité et le charme de ses relations lui avait créé de nombreuses sympathies.

Il contribua à la fondation et fut le collaborateur éloquent et écouté de nos principaux groupements professionnels. Il apporta son concours au Grand Conseil des vétérinaires de France et collabora activement à *l'Echo Vétérinaire*, qui en était l'organe attitré.

Il fut de ceux qui fondèrent la Fédération des Sociétés Vétérinaires de France et en fut l'un des vice-présidents.

Il accepta d'enthousiasme le projet de création d'un Syndicat de vétérinaires inspecteurs des viandes, dont il ne put, pour raison de santé, accepter la présidence, mais auquel il donna, jusqu'à la fin de sa vie, de précieux encouragements, et, à défaut de sa collaboration, malheureusement défaillante, toute sa sympathie.

Les dernières années de sa carrière administrative furent absorbées par les études d'un vaste projet qui lui tenait depuis longtemps à cœur : celui de la reconstitution, sur des bases conformes aux données de l'hygiène moderne, des abattoirs de la ville de Lyon.

Cette œuvre, dont on fête aujourd'hui la réalisation, il ne lui a pas été donné de la voir commencer; mais il s'en alla du moins avec la certitude que, dans un avenir prochain, le projet qu'il avait tant caressé verrait enfin le jour.

La cérémonie d'aujourd'hui consacre la grande part que prit Leclerc dans la création des nouveaux abattoirs de Lyon, et la manifestation faite en son honneur est la juste récompense des services qu'il a rendus à la ville de Lyon, où s'est écoulée sa laborieuse carrière et où il avait décidé de prendre une retraite bien méritée, mais dont, malheureusement, il ne lui a pas été donné de profiter longtemps.

L'Association des vétérinaires inspecteurs des viandes vous est profondément reconnaissante, Monsieur le Maire, d'avoir bien voulu associer la mémoire d'Alexandre Leclerc à l'édification de ces grands abattoirs que nous venons de visiter avec tant d'intérêt. *(Vifs applaudissements.)*

Discours de M. le Dr A. Moreau

Messieurs,

C'est au nom des amis de Leclerc, des présents comme de ceux qui n'ont pu se joindre à nous, que j'adresse aux organisateurs de cette cérémonie, aux confrères qui ont pris l'initiative d'un hommage à Leclerc, nos vifs et sincères remerciements.

D'autres, avant moi, vous ont dit les mérites de Leclerc comme savant, comme praticien, comme administrateur et comme spécialiste en matière d'inspection des viandes. Ils vous auront ainsi rappelé qu'il fut, avec les Baillet, les Villin, les Bascou, de ceux qui eurent à créer, quasi de toutes pièces, cette inspection des viandes, jadis si discutée et aujourd'hui devenue l'une des parties les plus intéressantes de la science vétérinaire appliquée, l'une des spécialisations les plus prospères de la profession vétérinaire et des plus utiles à la santé publique.

Vous vous serez souvenus de cette période initiale si difficile, où l'autorité d'un Leclerc contribua pour une bonne part à vaincre l'hostilité ou le dédain des plus éminents d'entre nos maîtres.

C'est sur la brèche, dans nos assemblées professionnelles, dans nos Congrès, au Grand Conseil, à la Fédération, dont il reconnut tout de suite l'utilité et qui le compta parmi ses premiers vice-présidents, au Syndicat central des inspecteurs de boucherie qu'il fonda, que Leclerc s'est fait connaître et estimer de tous; c'est là qu'il sut conquérir les nombreuses sympathies et toutes les amitiés que sa franche physionomie, sa parole élégante et persuasive, mise au service des intérêts de la profession, lui attirèrent de toutes parts.

Il fut, je me fais un devoir de le répéter après d'autres, le plus actif artisan de la fusion de l'Association Vétérinaire de Lyon et du Sud-Est avec l'Association Centrale confraternelle de Secours et de Retraite bienfaisante ; il aimait avec raison à s'enorgueillir.

Parmi ses amis de la première heure, je dois citer Nocard, son compatriote et son camarade d'Alfort.

Nocard avait toujours gardé à Leclerc, en plus d'une vive amitié, la plus grande estime.

Il lui en donna la preuve un jour en lui proposant de le faire placer à la tête d'un grand service d'inspection que, grâce à ses qualités, il aurait certainement doté de cette direction sérieuse, efficace et correcte qui lui est nécessaire.

Mais Leclerc déclina cette offre parce qu'il sentait qu'en acceptant il lèserait et blesserait injustement ses collègues parisiens, et parce qu'il avait pour son service de Lyon l'attachement d'un père pour son enfant. C'est ici, en effet, que Leclerc conquit son incontestable notoriété qu'il sut acquérir devant les administrations municipales et judiciaires l'autorité et l'estime dont il eut besoin pour se défendre contre des attaques bien inspirées. Et c'est au service de la Ville de Lyon, dotée par lui de l'un des premiers Services d'inspection vétérinaire, qu'il voulut terminer sa belle carrière. Il ne compta dans son service que des sympathies, car il fut paternel, bon et juste pour ses collaborateurs. *(Applaudissements.)*

Un autre des meilleurs amis de Leclerc fut aussi M. le sénateur Darbot.

Une communauté de convictions politiques et un même dévouement professionnel les avaient depuis longtemps réunis. Et en pouvait-il être autrement, lorsque l'on connaît les deux hommes : Leclerc, que nous glorifions aujourd'hui, et Darbot, personnification la plus grande et la plus complète du dévouement au bien public et à une profession. *(Applaudissements.)*

Comment pourrais-je omettre ici de proclamer toute la dette de reconnaissance contractée par la Vétérinaire envers M. Darbot, l'homme qui dans toute sa carrière, a défendu et défend toujours avec tant d'opiniâtreté, de courage et de désintéressement les intérêts de l'agriculture et ceux de notre profession ! *(Vifs applaudissements.)*

Je ne saurais oublier non plus au nombre de ses amitiés sincères et anciennes celle de M. Rossignol, que l'on retrouve marchant de pair avec Leclerc dans toutes les manifestations de l'activité professionnelle, notamment de la Fédération et au Syndicat Central des Inspecteurs. M. Rossignol comptait absolument assister à cette cérémonie, mais une indisposition prolongée a eu momentanément raison de cette volonté et de cette énergie que vous connaissez tous. En tout cas, il se joint à nous par la pensée pour remercier tous ceux qui nous ont permis de revoir en ce médaillon du maître Alfred Boucher, compatriote et ami de Leclerc, lui aussi, les traits de notre collègue disparu, de ce vaillant qui fut tout dévoué à sa profession.

Je suis, quant à moi, un tard venu parmi les amis de Leclerc.

Une même spécialisation professionnelle et des travaux sur un sujet qui lui fut cher, la rénovation des abattoirs, nous rapprochèrent. Et tout de suite, je fus conquis par sa fine bonhomie et par son accueil chaleureux. Tout à la fin de sa vie, alors que la maladie le torturait et détruisait à petit feu son activité et son énergie, il me donna une preuve particulièrement précieuse de son dévouement amical qui fut comme son testament professionnel. Je lui en serai toute ma vie reconnaissant.

C'est donc avec empressement que j'ai accepté la mission qu'a bien voulu m'offrir mon éminent ami M. Aureggio, de parler ici au nom de ceux qui ont connu et aimé Leclerc, et de remercier pour eux les initiateurs, les souscripteurs et les auteurs du monument que nous inaugurons et notamment ces quatre amis de Leclerc :

M. Deruelle, son successeur et digne continuateur ;

M. le colonel Aureggio, président du Comité Leclerc ;

M. Alfred Boucher, l'illustre maître et donateur du médaillon,

Et M. le sénateur Herriot, maire de Lyon, qui décida qu'une rue voisine prendrait le nom d'Alexandre Leclerc et que le médaillon de notre ami serait placé dans ces nouveaux et splendides abattoirs dont Leclerc fut des premiers à réclamer la construction à l'étude desquels il collabora activement et qu'il eût tant voulu voir édifiés. *(Vifs applaudissements.)*

Discours de M. le sénateur Herriot

Maire de Lyon

Mesdames,
Respecté Maître Chauveau,
Messieurs,

Je remercie le Comité du monument Leclerc, du grand plaisir qu'il me cause en me remettant aujourd'hui ce monument qui perpétuera son souvenir.

En collaborant dans la mesure de mes forces à l'érection de ce médaillon, j'ai tenu tout d'abord à donner la marque d'estime qu'ils méritent aux vétérinaires militaires, si bien représentés ici par M. le colonel Aureggio, qui connaît mes sentiments respectueux pour lui, et avec lequel j'ai eu quelquefois l'occasion de collaborer pour l'un de mes arrêtés municipaux. L'arrêté qui vise l'attelage des chiens est pour une grande partie son œuvre ; il sait avec quel plaisir j'ai suivi ses conseils, et je dois lui dire avec quel plaisir je les suivrai encore à l'occasion.

Leclerc a honoré ce grand corps des vétérinaires militaires que je ne veux pas louer pour son courage (louer un officier français de son courage, ce serait louer un professeur de son orthographe), mais je veux le louer pour sa science.

Récemment encore, j'avais la vision de l'œuvre accomplie par l'un d'eux, qui s'est appelé Philippe Thomas, et dont la science n'a eu d'égale que le désintéressement. *(Très bien.)*

Car, pendant que l'initiative intelligente de Philippe Thomas enrichissait fort heureusement toute une région de la grande patrie française, cet homme achevait sa vie, presque oublié et presque pauvre, sur un petit coin du territoire français. Mais en Leclerc, j'ai voulu honorer aussi, et vous de même, Messieurs, le fonctionnaire irréprochable qui a tant fait pour l'honneur de votre corporation. La création d'un service d'inspection des viandes près des municipalités, de même que la création des services d'hygiène ou des laboratoires municipaux, toutes ces institutions ont profondément troublé quelquefois en France une vie municipale encore jeune, qui vivait trop souvent sur un régime d'incertitude, je n'ose pas dire sur un régime de complaisance. L'effort d'hier, celui d'aujourd'hui et de demain peut-être, doit être de faire pénétrer, jour par jour, dans l'opinion publique, dans les institutions et les mœurs, le sentiment de la nécessité de créer autour des institutions municipales, des conseils scientifiques chargés de faire appliquer rigoureusement les lois de la science, ses découvertes et ses vérités.

Dans leurs fonctions, le chef du laboratoire municipal, le chef du service d'hygiène ou le chef du service de l'inspection des viandes doivent se montrer intransigeants.

De tous les mensonges que l'on peut commettre, il n'y en a pas de plus graves que les mensonges envers la science. *(Très bien.)*

Et c'est le grand honneur de Leclerc d'avoir d'un seul coup démontré quel devait être le caractère de vos fonctions.

Je pense, Messieurs, que, si vous l'honorez d'une façon si touchante, s'il reçoit en ce moment-ci l'hommage qui lui aurait été le plus sensible, celui d'un Maître de la science pure, c'est parce que dans sa fonction il a certainement appliqué ses principes. *(Applaudissements.)*

C'était un savant; nul plus que lui n'était éloigné de l'empirisme.

L'amour qu'il avait pour ce microscope, près duquel on le trouvait toujours, démontre qu'il avait, lui aussi, la notion de la science pure.

Il est un de ceux qui ont fait tous leurs efforts pour mettre votre profession sous la protection de la grande physiologie. Mais, d'autre part, c'était un homme délicieux ; cet homme intraitable dans la défense des intérêts publics, qui a fait la guerre même lorsqu'il a eu quitté l'armée, *cet homme était le plus sûr des amis.*

Je déclare et j'ajoute que c'était un excellent et ferme républicain ; ses idées scientifiques lui avaient donné sur l'organisation sociale un certain nombre de notions auxquelles il tenait avec fermeté.

C'était l'homme du meilleur jugement et des meilleurs conseils. Au milieu de cette cérémonie intime, comment oublierais-je que, pour ma part, c'est sur ses conseils que j'ai abordé la vie publique. A plusieurs reprises, j'avais été sollicité de prendre part à des agitations pour lesquelles j'étais mal préparé. Mais le jour, il y a longtemps déjà, où dans mon cabinet, face à face, dans l'intimité d'une causerie profonde et pour moi décisive, je recueillis les conseils de cet homme qui me semblait autorisé, ce jour-là j'ai été frappé et ému, et ceux qui ont été témoins de cet acte important de ma vie, comme M. le Directeur de l'Ecole Nationale vétérinaire, M. Alfred Faure, mon ami, savent que je n'exagère rien en disant que le début de ma vie politique a été placé sous les auspices de cet homme incomparable. J'avais le devoir de lui témoigner ma reconnaissance : je me réjouis de pouvoir la lui témoigner publiquement.

C'est vous dire que ceux qui sont venus me parler de consacrer son souvenir ne se sont pas adressés seulement à ma raison déjà convertie. Ils ont pu s'adresser à mon cœur, qui était depuis longtemps touché.

J'ai assisté aux dernières années de la vie de Leclerc ; j'ai recueilli quelques-unes de ses dernières pensées et de ses confidences. Je considère que c'est un honneur pour vos confrères de lui avoir élevé ce monument, et de venir ce matin si nombreux, accompagnés d'étrangers pour qui nous sommes tout à fait reconnaissants.

Quand M. Aureggio m'a demandé où il fallait placer ce monument qui devait être remis à la ville, j'ai hésité un instant ; il y a encore, bien que cela paraisse paradoxal, des places de notre ville qui n'ont pas reçu de statue ; j'aurais pu trouver pour l'abriter un coin ici ou là, afin que sa douce figure put être présentée à tous ceux de nos contemporains qui l'ont connu.

Eh bien, Messieurs, réflexion faite, j'ai pensé que c'était ici que son médaillon devait être édifié. C'est sur le champ de leur travail que les hommes d'activité et de labeur aiment le mieux à être placés ; c'est sur le champ de leur travail qu'ils aiment qu'on vienne les retrouver après leur mort.

Il me semble que sa place était aux abattoirs dont il avait connu les plans. En mettant ici à l'entrée de ces grands établissements, que je vous prie de vouloir bien visiter tout à l'heure, un hommage à Leclerc, j'ai voulu éveiller un désir d'émulation chez ceux qui passeront devant ce médaillon ; j'ai voulu aussi, et surtout, témoigner que la ville de Lyon savait être reconnaissante pour ceux qui ont défendu ses intérêts. J'ai voulu donner un enseignement, non pas seulement aux jeunes membres de sa corporation qui devront imiter son exemple, mais à la population tout entière, car c'est notre devoir à nous de lui apprendre à aimer ceux qui l'ont servie, quelquefois contre les variations ou les caprices de l'opinion, mais toujours dans le sens de son véritable intérêt. *(Vifs applaudissements).*

TABLE

Lyon. — Imprimerie A. Rey, 4, rue Gentil. — 63597

www.ingramcontent.com/pod-product-compliance
Ingram Content Group UK Ltd.
Pitfield, Milton Keynes, MK11 3LW, UK
UKHW021152260726
13994UKWH00001B/411